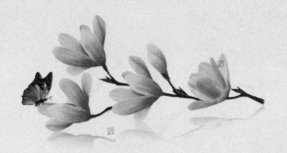

女人
滋阴养血补肾
三部曲

蔡向红/编著

U0227420

科学技术文献出版社
SCIENTIFIC AND TECHNICAL DOCUMENTATION PRESS

·北京·

图书在版编目（CIP）数据

女人滋阴养血补肾三部曲/蔡向红编著.—北京：科学技术文献出版社，2016.10

ISBN 978-7-5189-1820-1

Ⅰ.①女… Ⅱ.①蔡… Ⅲ.①女性—养生（中医） Ⅳ.①R212

中国版本图书馆 CIP 数据核字（2016）第 198127 号

女人滋阴养血补肾三部曲

策划编辑：孙江莉　　　责任编辑：孙江莉　　　责任校对：赵　瑷　　　责任出版：张志平

出 版 者　科学技术文献出版社
地　　 址　北京市复兴路 15 号　邮编 100038
编 务 部　（010）58882938，58882087（传真）
发 行 部　（010）58882868，58882874（传真）
邮 购 部　（010）58882873
官方网址　www. stdp. com. cn
发 行 者　科学技术文献出版社发行　全国各地新华书店经销
印 刷 者　北京建泰印刷有限公司
版　　 次　2016 年 10 月第 1 版　2016 年 10 月第 1 次印刷
开　　 本　710×1000　1/16
字　　 数　230 千
印　　 张　18.5
书　　 号　ISBN 978-7-5189-1820-1
定　　 价　28.00 元

前 言 *FOREWORD*

随着生活水平的提高，人们对身体的健康状况更加重视，而女性则是养生大潮中的主力军。目前市场上充斥着大量的养生书籍，它们试图从各个角度破解健康的奥秘，但是没有哪一本书能够一劳永逸地解决女性健康的难题。无论是保养子宫，还是饮食药膳，又或者是加强运动，都只触到了养生的冰山一角。

中医十分看重养生，《黄帝内经》中就说道："圣人不治已病治未病，不治已乱治未乱。"圣贤之人不会等着疾病到来才想着调养，不会等到混乱才治理，在身体健康、天下安定时，他们就已经做好了准备。养生也是一样，不要等到疾病严重时才去治疗，那是医生要做的事，我们要做的是尽力减少生病的可能。

那么，女人究竟应该如何养生呢？答案是"滋阴、养血、补肾而已"。阴阳是天地之本，气血是生命之本，肾是先天之本，所有的养生方法，归根溯源，都要回到这三个根本问题上。与其四处寻求只言片语的养生技巧，不如踏踏实实地从根本做起。

阴阳是古代中国哲学的基石，古人认为世间的万事万物都含有阴阳两个方面，人作为宇宙中的一部分，自然也不例外。人作为一个整体，含有阴阳两面，男人相对于女人而言，阳性的一面更加突出，而女人相对于男性，体质更偏向于阴柔，所以我们说女性健康的根本在于滋阴。女人在滋阴的过程中，也要注意顺从自然界的阴

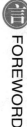
前言 *FOREWORD*

阳变化。夏天炎热，天地之间阳气旺盛，就应该滋阴，选择清热泻火的食物；冬天寒冷，天地之间阳气不足，就应该补阳，选择温热壮阳的食物。

气血是保证人体健康和维持生命运转的基本物质，气血滋养了五脏六腑，也滋养了身体发肤。只有气血充足了，女人才能拥有明眸皓齿、肌肤如雪、鬓发如云的美丽气质。然而，女人的生理构造不同于男性，除了要面对每月一次的尴尬，还要承担着生儿育女的重任，因此更容易面临气血不足的窘境。

养肾是永葆青春的根本，中医所说的"肾"，并非解剖学中所指的肾脏，而是包含了肾精、肾阳、肾阴、肾气等多重内容的复杂概念。肾掌管着人的精、气、神，因此肾是人的先天之本。不仅男人需要补肾，女人同样需要补肾。

本书的内容正是按照"滋阴、养血、补肾"这三部曲一步步叙述的，同时每一篇当中又分为三个部分——日常保养、穴位按摩、药膳饮食，让读者能够从多个角度了解养生。日常保养中总结了一些日常保养的原则和细节，阅读之后便可以对养生有深刻的认识；穴位按摩则从穴位和经络方面进行了阐释，不仅可以帮助读者更全面地理解养生，还能让读者亲身实践，感受经络学说的神奇妙用；药膳饮食则与中药汉方相关，有针对性地选择了一些最符合当代人生活习惯的药材和食材，配制食谱也以方便、实用为第一原则。

编　者

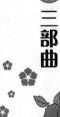

目 录 CONTENTS

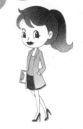

第一篇 滋补养阴篇

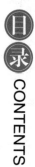

第三章 汉方＋药膳，调和阴阳治百病 /070

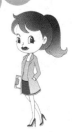

第二篇 养血补气篇

第一章 补气养血护容颜，女人滋补是王道 /096

第二章 穴位按摩，疏经通络行气血 /136

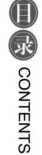

第三章　汉方＋药膳，气血充盈百病除　/173

第三篇 补肾固本篇

第一章 保养要守先天本，强身补肾才有效 /200

第二章 穴位按摩，补肾养肾一手搞定 /232

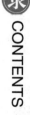

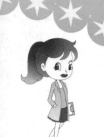

第三章 汉方＋药膳，饮食调理补好肾 /257

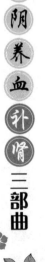

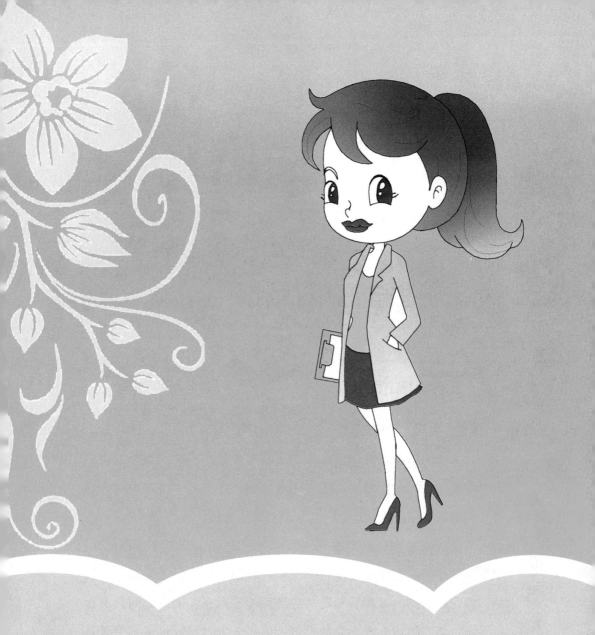

第一篇
滋补养阴篇

第一章
女人养生先滋阴，阴阳调和是根本

人体阴阳的奥秘

"阴阳"遍布全身

古人认为阴阳是组成宇宙万物的基本物质，所有的事物都有阴性的一面，也有阳性的一面，人体也不例外。阴阳学说是中国古代哲学的基石，也是中医治病时依从的根本原理。

阴阳就像是一块磁石的两极，总是同时存在的，将磁石截断，剩下的那块仍然有两级，不会有任何一块磁石只有一个磁极。同样的，阴阳的任何一方都不能脱离对方而单独存在，阴阳之间只有保持平衡，事物的状态才不会被打破。任何一方过盛或过弱都会破坏这种平衡状态，身体就会出现不适。

人体分为阴阳，各个器官也分为阴阳两性，阴阳的对立统一体体现在人体内的每一个层次，以及每一个器官中。在中医理论中，五脏的阴阳时常被提起。这里说的五脏实际上是指以肝、心、脾、肺、肾为核心的五大系统，这五大系统通过经络气血联系在一起，构成一个统一体，又按五行生克制化规律相互协调、抑制，在正常情况下，这些系统都会按照固有的规律从事各种生命活动。

阴阳并不是绝对的，就人体部位而言，有无数对"阴阳"。如：上部为阳，下部为阴；体表为阳，体内为阴；筋骨为阴，皮肤为阳；四肢外侧为阳，内侧为阴；背部为阳，腹部为阴；六腑不藏为阳，五脏不泻为阴；五脏本身而言，心、肺居于上焦故为阳，肝、脾、肾居于中焦故为阴，等等。

阴和阳的关系

阴和阳之间的相互关系不是孤立、静止不变的，它们之间是相互联系、相互影响、相反相成的，二者之间无限可分，可互相转化、互根互用、消长平衡和对立制约的。比如白天阳盛阴衰，人体的生理功能也表现为"阳"，主要以兴奋、活力为主；而夜间阴盛阳衰，机体的生理功能也相应变化，主要以抑制、休息为主。从子夜到中午，阳气处于一个不断上升的阶段，人体的生理功能也逐渐由抑制转向兴奋，由休息转为活力；而从中午到子夜阳气渐衰，人体的生理功能由兴奋渐变为抑制，这种转变就是所谓的"阴阳消长"。

由于阴和阳是相互制约的，一般来说，阳长则阴消，阴长则阳消。所以阳偏盛必然会耗阴，从而导致阴液不足；阴偏盛也必然会损阳，从而导致阳气虚损。

如果阴阳中的某一方极为旺盛，就会将另一方排斥格拒于外，如体内阳气太盛，就会将阴气拒于体外，阴

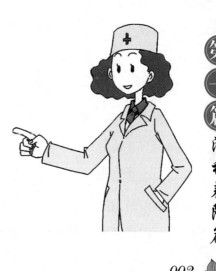

气不能入内，在体表形成"假寒"的现象，这种寒其实是内热表寒，热是根本，寒是表象而已；如果体内阴气太盛，就会将阳气拒于体外，导致阳气不能入体内而在体表形成"假热"，这种热的本质是寒，热也只是表象而已。现在许多老年人对自己身体的寒热感觉比较敏感，但这种感觉不能只依靠表面现象来断定，否则可能被"假热""假寒"迷惑，从而用错调理方法，适得其反。

阴阳既相互斗争，又彼此依存。如果一方损伤较大，另一方也会消散。阴气（器官）亏损，会累及阳气（功能），使阳气不足，或无所依附而耗散。说得形象点就是器官损伤以后，器官的功能也会相应地下降，就是在阴虚的基础上又导致了阳虚，形成了以阴虚为主的阴阳两虚。如果阳气受到损伤，阴气就会不足。器官运作受阻，器官也会受到损伤，形成以阳虚为主的阴阳两虚。

阴阳之间还可以相互转化，当某一方发展到极致，便会超出另一方的承受范围，它们之间就会向对方转化，使得二者之间的对立趋于缓和。从运动变化的角度来讲，这就相当于由量变引发质变的过程。当然，这种转化是有条件的，所谓"物极必反"，这个"极"就是质变的内部条件。例如，当患者身患急性热病时，最初表现为身体发热、大汗大渴等热证，当体质条件差时，往往可出现感染中毒性休克。由于体内的正气不足，热到了极点就转化为阴寒证，表现为面白冷汗、肢冷、脉微、精神淡漠等。这是因为患者的神经系统和循环系统的适应代偿能力下降，在病原体毒素的作用下，机体反应性由亢进转化为衰退，从而出现血压下降、体温下降的表现。此即由阳转阴的道理。

阴阳之间的相互转化还可以通过外部条件的支持而发生，例如急性热病抢救及时，患者可四肢转温，脉象趋于平和，停止流汗，血压和体温都会慢慢稳定下来，阴寒证的表象逐渐消失。明白了这个道理，对于指导治疗有很大的意义。

古代医书中的阴阳体质

怎样判断一个人的体质

在中国古代四大医书经典之一的《黄帝内经》中有这样的记录："阴阳者，血气之男女也，左右者阴阳之道路也，水火者，阴阳之征兆也，阴阳者，万物之能始也。"这里虽然没有提到体质，却成为划分体质的依据，中医提出阴性、阳性及阴阳平和三类体质。

从外形和神态看体质：阳性体质者性格比较急，也就是脾气大，容易发火；说话声音洪亮、清脆；气色较好，脸色红润有光泽，舌苔颜色鲜红；体型一般比较清瘦，但是精力旺盛，骨架偏小，实际体重要比看起来重，也就是平常所说的身体很"实"。阴性体质者面色比较苍白，说话细声细气，声音有时候含糊不清楚；一般看起来偏胖，但实际体重要比看上去轻，也就是经常所说的"虚重"；动作比较缓慢，容易感觉到疲惫等。

从寒热性来看体质：一般阳性体质的人属热性，阴性体质的人属寒性。阳性体质的人手心温暖，身体燥热，平均体温均在36.3℃以上，喜欢喝冷饮，皮肤缺水，怕热，脸颊易发红，不喜欢穿得太厚。阴性体质的人怕冷，喜欢喝热饮，很少口渴，手脚四季发凉，对气候转凉特别敏感。

从性格看体质：一般性格外向的人大都属于阳性体质，开朗乐

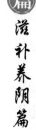

观，善于交际，做事干练，不拘小节，具有领导气质，团队合作能力强。阴性体质的人多沉默寡言，不大爱说话，性格沉稳，做事有板有眼、不急不慢，与阳性体质的人相比脾气较小，不容易激动上火。阳性体质的人唾液分泌旺盛，经常会不自觉地睁大眼睛；一般坐姿不固定，身体爱摇来摇去，安静不下来。阴性体质的人不喜欢空调房间，即便是夏日也会觉得不适。

🌐 现代中医的九大体质

平和体质：是最稳定的、最健康的体质。平和体质者体态适中，面色红润，精力充沛，脏腑功能状态良好，很少得病，性格也比较随和开朗。

阳虚体质：常见胃阳虚、脾阳虚、肾阳虚等，表现为畏寒肢冷、面色苍白、大便溏薄、小便清长、脉沉微无力等。

阴虚体质：症状接近于实性体质，为阴血不足，有热象，表现为经常口渴，喉咙干，容易失眠，头昏眼花，容易心烦气躁、脾气差，皮肤枯燥无光泽、形体消瘦、盗汗、手足易冒汗发热、小便黄、粪便硬、常便秘等。

气虚体质：形体消瘦或偏胖，体倦乏力，面色苍白，语声低怯，舌淡苔白。容易感冒，出现腰膝酸软、小便频多、男子滑精早泄、女子白带清稀等。

血瘀体质：血瘀就是血脉不畅，在气候寒冷、情绪不调时表现得更加明显，常常出现皮肤发青、疼痛、干燥瘙痒等症。

湿热体质：湿热体质的人性情急躁、容易发怒；不能耐受湿热环境，易患痤疮、湿疹、银屑病、汗疱疹、黄疸、火热病、湿癣、脂溢性皮炎、酒糟鼻等。

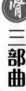

女
滋阴养血补肾
三部曲

痰湿体质：当人体脏腑的阴阳失调时，便会影响气血和津液运化，易形成痰湿体质。痰湿体质者面部皮肤油脂较多，多汗且黏，胸闷，痰多，口黏腻或甜，喜食肥甘甜黏，苔腻，脉滑，性格偏温和、稳重，多善于忍耐，易患消渴、中风、胸痹，高血压，糖尿病，肥胖症，高脂血症等。

气郁体质：人体内的气血是在不停地流动着的，当气息运行受阻时便形成"气郁"，导致血循环不畅，严重影响健康。气郁多由忧郁烦闷、心情不舒畅所致。气郁体质者常表现出神情忧郁，多愁善感，经常无缘无故地叹气，容易心慌、失眠。

特禀体质：特禀体质是最不健康的体质，包括过敏体质、遗传病体质等，此类体质完全由遗传因素和先天因素所造成，最常见的病症是哮喘、风团、咽痒、鼻塞、打喷嚏等。

🐱 体质养生法

从古人流传下来的众多历史文献中，我们可以发现古人对于体质十分重视，虽然他们没有明确提出"体质"这一名词，但是他们早已将体质理论的基础奠定下来。生病是一个很复杂的过程，是由外因和内因共同决定的，其中的内因就是体质，不良体质者更容易发病。人们也从实践中认识到，体质并不是固定不变的，外界环境、发育条件和生活条件的影响都可能使体质发生改变。因此，不良体质可以通过有计划地改变周围环境、改善生活习惯、加强体育锻炼等积极的养生方法，提高自身抵御疾病的能力。体质养生法正是在中医理论的指导下，针对体质提出的养生方法。

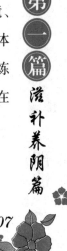

第一篇 滋补养阴篇

阴阳决定了人的性格

根据不同人群身心的阴阳特性，《黄帝内经》将人的性格划分为五种类型，称为"五态人"，即太阴之人、少阴之人、太阳之人、少阳之人，以及阴阳平和之人。其中阴阳平和之人的性格最健全。人格的健全与否影响着身体的健康，培养人格也是养生中很关键的一步。当然，这五种类型与心理健康的关系并不是绝对的，由于每个人的自我调控能力、自我修养都不同，因此心理状态的差别也很大。

五态的划分方法

太阴之人，多阴而无阳。人体是阴阳的集合体，只有在阴阳平衡的状态下才能始终保持平和、稳定，太阴之人恰好没有阳性，基本性格特点是"贪而不仁，下齐湛湛，好内而恶出，心和而不发，不务于时，动而后之，此太阴之人也。"用现代的话来说就是：太阴人贪得无厌、为富不仁，喜欢索取、厌恶付出，表面谦虚而内心阴险，喜怒不形于色，只知利己，惯于后发制人。表现为面色阴沉、假意谦虚、卑躬屈膝。这类人的心理健康水平较低。

少阴之人，多阴少阳。阳性不足，内心中积极向上的一面就很难表现出来。其基本性格特点是："小贪而贼心，见人有亡，常若有得，好伤好害，见人有荣，乃反愠怒，心疾而无恩，此少阴之人也。"用现代的话来说就是：贪图蝇头小利，有幸灾乐祸之心，见别人有所失就如自己有所得，容易嫉妒，不知感恩。表现为站立时躁动不安，走路时似伏身向前，貌似清高而行动鬼祟。这类人的心理健康水平一般。

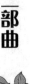

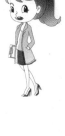

太阳之人，多阳而无阴。阳性是积极向上的，需要安定冷静的阴性来中和，否则便会走向极端。基本性格特点是："居处于于，好言大事，无能而虚说，志发于四野。举措不顾是非，为事如常自用，事虽败而常无悔，此太阳之人也。"用现代的话来说就是：喜欢自我表现，喜欢高谈阔论，言过其实，能力不大却好高骛远，作风草率，虽遭失败也不知悔改。表现为仰胸挺腹，骄傲自满，妄自尊大。这类人的心理健康水平较低。

少阳之人，多阳少阴。基本性格特点是："提谛好自责，有小小官，则高自宜，好为外交而不内附，此少阳之人也。"用现代的话来说就是：自尊心强烈，但爱慕虚荣，处事精细谨慎，擅长人际交往，不愿埋头工作，站立时头仰得很高，行走时惯于左摇右摆。这类人的心理健康水平一般。

阴阳平和之人，处于阴阳平衡的状态下，不会走向极端，也不会失于偏颇，符合儒家所说的"中庸"状态。基本性格特点是："居处安静，无为惧惧，无为欣欣，宛然从物，或与不争，与时变化，尊则谦谦，谈而不治，是谓至治。"用现代的话来说就是：不介意个人名利，不争胜好强，一切顺从自然，不惊恐忧虑，不过度兴奋，位高而谦恭，以理服人而不以权势压人，不固执保守，善于适应环境。主要表现为从容大方，态度严肃，品行端正，乐天达观，受人尊敬。这类人的心理状态最佳。

💧 先天之气与后天之气影响人的心态

先天之气是人类降生时，承继父母的气，是人体健康的底子。如果父母虚弱多病，就会导致孩子先天真气不足，体弱多病。后天再不细心养育，孩子就很容易夭折。人活着就是不断消耗人体真气

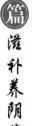

第一篇 滋补养阴篇

的过程，真气耗尽，人的生命也就结束了。

后天之气是相对于先天之气而言的，指的是一个人诞生以后，从自然环境中汲取的生存物质，例如我们时刻离不开的氧气，这是从我们周围的气场中获得的，由此可见人所处环境以及气场的重要性。《素问·脏象论》中说："人禀气而生，由气而化形。"先天真气的充足与否，并不能决定人的一生，后天的养护同样非常重要。有的人虽然先天不足，但是后天很注意养生，讲究居住的环境，每天呼吸新鲜空气，吃得也很讲究，也可能长寿；有的人先天真气是很充足的，但后天不注意保养，每天熬夜透支身体，也可能很早就去世了。

我们知道，现实世界是由物质组成的，而物质又会对精神产生巨大的影响。在中医的理论体系中，气是人体必不可少的一部分。研究气，不应当局限于物质层面，也应该重视精神层面的东西。我们要注意感受身边的气，吸收正面的能量，排出负面的能量。一个人要想拥有健康的心灵，首先得保持健康的身体。

吸收自然界中的正面能量

一个人从父母那里得到的先天之气是确定无疑的，会随着他的诞生而定型，很难改变，但是后天之气则不同。人体后天所需要的气，是由周围的气场获得的，风水养生强调的就是"气"，好的气场可以让我们得到天时、地利、人和的条件，有利于我们的身体健康。因此，一个好的环境对人的生存而言非常的重要。我们都知道候鸟夏天在北方生活，秋天来临就要飞到南方，这就是因为候鸟很明白自己需要的气场。当北方渐渐变得寒冷，这种环境已经让它们感觉不适应，它们就要飞到南方重新寻找适合自己的生存环境。

人类虽然不是候鸟，但是人类同样可以选择生活的环境。我们可以迁往条件更好的地区，也可以对原有的生存环境进行改善。我们也可以在自己能够掌握的范围内，尽量改善周围的环境，比如每周做一次大扫除，经常保持居室通风顺畅，节假日到郊外呼吸新鲜空气，这对于营造一个健康的气场，保持健康的心态具有非常积极的意义。

"法于阴阳"的养生思想

"法于阴阳"是一种哲学思想

中国古代哲学讲究道法自然，法于阴阳，就是以阴阳为法。阴阳分为外在阴阳和内在阴阳。外在阴阳指宇宙自然的阴阳，内在阴阳指的是人体的阴阳。二者相互感应、相互影响。从养生角度来说，法于阴阳就是指内在阴阳要效法外在阴阳，即日常生活要尽量符合宇宙自然的阴阳规律。

"阴阳"原本表示某个地方的朝阳面和背阴面，"山之南为阳，山之北为阴"，即山的南边是朝阳的，所以叫"阳"，山的北边是背阴的，所以叫"阴"。后来先人们又发现了日月的升降，气候的寒热变化，白天黑夜的轮回，方位的上下左右内外等等，自然界中的一切都存在着互相对立而又互相作用、消长的微妙关系，而这些关系都可用"阴阳"解释。

阴阳学说逐渐演变成中国人认识自然、宇宙和人体生命的一种思维方式，一种区分万物的标准。"阴阳"可以用来区分相互对立、关联的不同种类或性质的事物，同时也可用来区分同一个事物的相

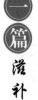

互对立、关联的两个不同方面。比如"天与地"，天属于清阳，地属于浊阴；"水和火"，水性寒而润下属阴，火性热而炎上属阳；男人为阳，女人为阴。同一个人的体内又有阴阳之分，如躁动、外向的气质为阳，沉静内向的气质为阴。

"阴阳"是可以不断划分的，但总体上来说，凡是上升的、外向的、运动的、明亮的、温热的都属于阳；而凡是内向的、下沉的、静止的、寒冷的、阴暗的都属于阴。需要注意的是，任何事物虽然都可以用"阴阳"标准来划分，但是，这种划分只是针对相互关联的一对事物，或是一个事物的两个互相关联的方面，否则划分没有意义。如果两个事物之间毫无关联，也不是某件事物的两个对立方面，就不能用阴阳来区分其属性，如说"太阳是温热的，因此属阳，而桌子是静止的，因此属阴"。

阴阳学说强调和谐关联，太极双鱼图非常形象地解释了这一联系，"阴"和"阳"彼此对立，却又是统一的整体，此消彼长。阴阳学说认为，世界万物也是一个整体，而事物的阴阳属性是相对的，没有绝对的阴阳。各个事物之间也是互相影响的关系。

 养生也要遵循内在的阴阳

每一个人的体内都有阴阳，阴阳交感，相互感应而交合。《类经附翼·医易义》说："天地之道，以阴阳二气而造化万物；人生之理，以阴阳二气长养百骸。"人体的阴阳也像天地的阴阳一样，居上的藏气应降，在下的藏气当升。只有阴阳保持合适的比例，各在其位，各司其职，身体才能健康。

《黄帝内经》中处处体现着阴阳思想。无论是人体的生理变化还是组织结构，或者是疾病的诊断和治疗，都体现出阴阳观念，而养

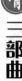

生中的阴阳思想则处于统领地位。

《素问·阴阳应象大论》中有："阴阳者，天地之道也，万物之纲纪，变化之父母，生杀之本始。"阴阳反映了宇宙万物的运动变化、对立统一的基本规律。阴阳思想包括阴阳对立、阴阳消长、阴阳互根及阴阳转化四个方面。

"阴阳"有非常深刻的内涵，不仅反映了宇宙万物的本质和规律，也反映了个体生命的本质和规律。阴阳概念也是种天人合一的思想，法于阴阳，实际上就是要顺应自然规律、把握生命的本质及顺应生命的规律。中医养生说简单点就是对人体阴阳平衡的调节，阴阳平衡身体健康、长寿，阴阳不平衡身体会生病，一切的生病根源都是体内阴阳不协调的外在表现。

养生首先要效法外在的阴阳，也就是自然界的阴阳。要按照四季的轮回、月的阴晴圆缺、白天和黑夜的变化来调整生活，呵护生命。春夏为阳，秋冬为阴；白天为阳，黑夜为阴；月圆时为阳，月缺为阴，等等。养生就要效法季节变化、日月的变化，如春夏要养阳，秋冬要养阴。

"和于术数"的长寿之道

《黄帝内经》是怎样看待"长寿"的

在中华古代的传说中，经常出现一些德劭年高的长寿老者形象，例如传说中颛顼的玄孙、南极仙翁的化身——彭祖高寿八百余岁，成为长寿的代名词。《黄帝内经》的第一篇《上古天真论》中就讨论了长寿的问题，书中记载黄帝提出了自己对寿命的困惑："余闻上

古之人，春秋皆度百岁，而动作不衰；今时之人，年半百而动作皆衰者，时世异耶？人将失之耶？"这句话的意思是，上古的人能够活到百岁，而且能够灵活运动，而现在的人活到半百就已经衰老了，究竟是时代变了还是人本身变了呢？

这时，身为黄帝医官的岐伯给出了答案："上古之人，其知道者，法于阴阳，和于术数。食饮有节，起居有常，不妄作劳，故能形与神俱，而尽终其天年，度百岁乃去。今时之人不然也，以酒为浆，以妄为常，醉以入房，以欲竭其精，以耗散其真，不知持满，不时御神，务快其心，逆于生乐，起居无节，故半百而衰也。"

大致意思是说，上古之人知道自然的法则，顺从阴阳的变化规律，以正确的方法养生。按时吃饭，从不过量饮食，作息时间很固定，不放纵自己，不会过度劳累。所以他们的身体健康和精神状态都非常好，可以活到自然寿命，到一百岁才去世。但是现在的人却不那样做了，他们把酒当水喝，放纵自己，喝醉了就行房事，为了满足自己的欲望，把精力和真气全都消耗了，生活起居不规律，因此半百就已经衰老。

🌀 "和于术数"的内涵

黄帝问为什么今人没有古人身体好，岐伯对以"和于术数"。用现在的话来说就是根据正确的方法调养身体，如饮食不过量，作息有规律，不过度劳累等。

"和"是指适合的意思，"术"是技术，泛指谋生的职业，"术不可不慎"，意思是职业对健康的影响很大，要谨慎选择才对；"数"是计算，预测。"术数"的意思是技术和方法。"命运掌握在自己手中"，"和于术数"要根据自己的本性去选择符合自己的职

女

滋阴养血补肾三部曲

业，就是要适合实际情况，是改变命运的方法之一，也是预测未来的一种本领。

岐伯的回答是世道和天道都没改变，而是人的生活习惯和生活方式变了。"法于阴阳，和于术数"是《黄帝内经》的养生总原则，其内涵就是要顺应阴阳转化、自然万物的规律而生活。

如何做到"和于术数"

"和于术数"的核心就是"和"。一个人要健康长寿就必须"和"，形与神相和，身与心相和，与别人相和，与社会相和，与自然相和，与宇宙万物相和。

首先，人要与自然相和。与自然相和也就是现在所说的人与自然共存，保持自然生态平衡。这点看来简单，可是很难做到，因为这不是靠一个人的努力就能做到的事情。目前的大气污染、温室效应就是人与自然不"和"的体现。

其次，人要与社会相和。个人是无法改变社会的，因此就要学着适应社会，改变自己的观念和习惯，让自己融入社会，用积极的态度看社会，用乐观的心情接受生活，才能快乐起来，否则愤世嫉俗，偏激抱怨只能让人更为消沉，对健康不利。

再次，人要与他人相和。人生活在社会中，几乎是所有的事情都离不开别人，而所遇到的人形形色色，不是每个人都与自己合得来，这就要求人本身有一个平和的心去看待周围的人，去包容别人。否则情绪会失去平和，从而伤神费心，犯了养生大忌。尤其是人到老年，更应该保持一个平常心。

最后，人的身心、形神也要相和，心和身、形和神是不可分的，互相影响的。

和于术数是《黄帝内经》的养生原则，上述四点是其具体表现。能做到这几点就能有健康的身体，妄为只会减损自己的寿命。"和"要求人们选取正确的方法，这种方法不但要适合自己，更要遵循自然界的规律。

阴虚对人体健康的影响

人体内的"阴"到底是什么

前文已经说过，阴阳并存于人体内，在人的生理过程中发挥着不同的作用。阴和阳是两个对立统一的矛盾体，二者总是共同存在的，没有任何一方能够脱离对方而存在，万事万物都是一样，人体也不例外。阴阳在人体内是相互滋生、相互制约、相互依存的，二者息息相关。

阴的实质类似于有形的物质，而阳更接近于无形的功能，正如《素问·阴阳应象大论篇》中所说的："阳生阴长，阳杀阴藏，阳化气，阴成形。"正是由于人体的脏腑和经络等各个方面都存在阴阳二气的不停运动，人体才得以保持自己的生理活动。

是指"阴精"，或者"阴液"，包括精、血、津、液等各种体液，中医认为这些物质都是阴性的，它们代表了人体五脏所藏的精华。《灵枢·本神篇》说："五脏，主藏精者也，不可伤。伤则失守而阴虚，阴虚则无气。"充分说明了阴液对于人体的重要性。五脏之中都含有阴液，例如心主血，汗为心液；肝藏血，脾统一身之血，化生精液；肺主气，敷布津液；肾主水，藏精，主生髓。这些物质统统属于阴精，但主要来源于肾。《素问·上古天真论篇》说："肾

女 滋阴养血补肾三部曲

者主水，受五脏六腑之精而藏之。"可见全身之精（阴）与肾阴有着密切关系。阴精如此，阳气也是如此。明代著名医学家张景岳说："命门（肾阴和肾阳）为精血之海，脾胃为水谷之海，均为五脏六腑之本，然命门为元气之根，为水火之宅，五脏之阴气，非此不能滋，五脏之阳气，非此不能发。"张景岳认为五脏六腑内的所有阴液都是由肾阴提供的，不仅张景岳是这样认为的，古代的其他医学家大多也秉持着同样的观点。

总之简单来说，我们可以将人体内的阴概括为机体生命活动的物质基础，由于分布和作用不同的关系，因而有精、津、液、血、髓等不同名称。它的来源可包括先天，后天两个方面。先天是从父母身上继承而得到的，相当于遗传而来的基因信息、身体素质等。肾为先天之本，肾气的盛衰，又和人的生长发育、衰老和生殖能力有直接关系。除了先天来源以外，人们还可以通过后天的饮食调养获取营养物质，这些营养物质通过脾胃的消化，依赖肺、肾、三焦等机体的气化作用，转化生成精、津，液、血、髓等。

常见的阴虚种类

肾阴虚：指肾脏的阴液不足，缺乏滋养，虚热内生所导致的症状。肾是先天之本，对于人体十分重要，肾阴亏损将会引发一系列疾病，例如腰膝酸软、腿脚无力、头晕耳鸣、失眠多梦、形体消瘦、潮热盗汗、妇女经少经闭、男子阳痿遗精等。肾阴虚通常与久病伤肾、房事过度有关，也可以由过度服用温燥食物引发。

肝阴虚：指肝脏的阴液亏损。肝脏是人体最大的腺体，最重要的消化器官、代谢器官和防御器官，主藏血，主疏泄直接影响着气机的顺畅。肝阴虚可以导致眩晕耳鸣、胁痛目涩、口燥咽干、手足

蠕动、经闭、经少、五心烦热、潮热盗汗等。肝阴虚可以由情志不遂，气郁化火，或温热病后期耗伤肝阴，或肾阴不足，水不涵木等导致。

心阴虚：心阴虚通常由先天不足导致，有的人从出生开始，身体的造血功能就稍显不足，一直延续到长大成人。由外伤导致的失血过多也可以导致心阴虚。在人体的五脏之中，心是最重要的一个，与思想和意识有关。心阴虚的主要症状有心烦、心悸、失眠多梦、健忘症等。

脾胃阴虚：脾胃是后天之本，二者相互关联，脾阴虚患者多数也有胃阴虚的症状，并且有皮肤干燥、饥不欲食、肌肉消瘦、手足烦热、肌肉萎缩、体倦乏力等。多见于各类营养不良证。

肺阴虚：指肺阴不足，肺燥津亏，失于滋润清肃，并且虚热内扰的症状。肺部是呼吸器官，肺阴虚可导致干咳、痰少、咽干、口燥、手心足心热、盗汗、便秘等。

 顺从阴阳预防疾病

 阴阳随着四季而变化

古人用太极双鱼图来表示阴阳互相依存却又此消彼长的关系，在自然界中，阴阳之间的消长变化也正是如此。可以说，阴阳随着四季而变化，也可以说阴阳的变化产生了四季。在春夏秋冬寒来暑往的变化过程中，万物的活动也随之不断变化，表现为春生、夏长、秋收、冬藏的特点。因此阴阳的相互作用、消长盛衰变化，是万物从生化到死亡的根本，四季阴阳是万物的根本。

正是因为四季的气象变化万物才有了特定的生长收藏的规律，对于我们人类来说，这也是一种提示，它提示我们必须顺从四时阴阳的变化，合理安排生活起居，以达到保养身心的目的。如果违反了四时阴阳的消长规律，就会伤害与阴阳相对应的脏腑，还会给将来埋下病根。

春季包括我国农历一、二、三月，此时春回大地，阳气初生，气候转暖，万物萌生，谓之发陈，"天地俱生，万物以荣"。在春分前后，白昼和黑夜的时间大致持平，但是由于我们刚刚经历了冬季漫长的黑夜，所以总是觉得"春眠不觉晓"，此时要"夜卧早起，广步于庭，被发缓形，以使志生"，早上起来之后，进行缓慢运动，保持心情舒畅，精神焕发。"逆之则伤肝"，不这样做就会损伤肝脏。

夏季是一年之中温度最高的季节，夏至前后天地间的阳气最为旺盛，万物生长茂盛，开花结果，即"天地气交，万物华实"，生活起居要"夜卧早起，无厌于日"。加强户外活动以利阳气宣畅，不要厌烦变长的白日，也不要因为酷热难当而内心烦闷，"使志无怒""逆之则伤心"，不这样做就会损伤心脏。

秋季阳气渐收，草木凋谢，果实成熟，阴阳渐渐持平，此谓"秋收"。生活起居要"早卧早起，与鸡俱兴"。意志宁静，情绪安定，"逆之则伤肺"，不这样做就会损伤肺部。

冬季阳气入藏于里，阴气最盛，万物潜伏闭藏，即"冬藏"，"水冰地垢，无扰乎阳"，生活起居要"早卧晚起，必待日光"。逆之则伤肾。

第一篇 滋补养阴篇

顺从阴阳的变化来养生

《黄帝内经》中说："凡阴阳之要，阳密乃固，两者不和，若春无秋，若冬无夏，因而和之，是谓圣度。"意思是阴阳的关键之处，在于阳气的致密。阳气致密，阴气就能固守于内。阴阳二者不协调，就像一年之中只有春天而没有秋天，只有冬天而没有夏天一样。因此，阴阳的协调配合，相互为用，是维持生存的最佳状态。

正如四季的阴阳在不断变化一样，人体内的阴阳也总是在不断变化的，即便在一天之中，也会随着日月星辰的运动而变化。清晨的时候，阳气开始活跃，并趋向于外，中午时，阳气达到最旺盛的阶段，太阳偏西时，体表的阳气逐渐虚少，汗孔也开始闭合。所以到了晚上，阳气收敛拒守于内，这时不要扰动筋骨，也不要接近雾露。如果违反了一天之内这三个时间的阳气活动规律，形体被邪气侵扰则困乏而衰薄。

《黄帝内经》中强调，人在日暮时分不要进行户外活动，理由是日暮之时，阳气在肌表虚定，防病能力弱，如此时进行户外活动，则会导致阳气发越，使本来在肌表不足的阳气更加减少，失去了它的防卫作用。如遇雾气或露水，也易伤害阳气，导致外邪乘虚而入，人就很容易得病。

春夏养阳，秋冬养阴

"春夏养阳、秋冬养阴"是经文提出的"四气调神"养生原则，但历代注家对此注释不一，莫衷一是。我国唐代的著名医学家王冰认为，这句话的目的是让人们注意阴阳互制，即春夏阳盛，宜食寒凉抑制亢阳，"全阴则阳气不极"，秋冬阴盛，宜食温热抑制盛阴，"全阳则阴气不穷"。而明代医家张介宾认为是阴阳互根，即春夏养

女
滋阴养血补肾三部曲

阳，为秋冬阴之基，故春夏每因风凉生冷，伤其阳气而患疟泄等病；秋冬养阴，为春夏阳之基，故秋冬每因纵欲过度，伤其阴而患火证。还有人认为四时的太少阴阳是万物的根本，所以春夏养阳使少阳、太阳之气生。秋冬养阴，使太阴、少阴之气藏。《干金·脾劳门》曰："春夏养阳，秋冬养阴，以顺其根本矣。肝心为阳，脾肺肾为阴，逆其根则伐其本。"综上，王、张氏所注与文义不符，难合经旨。《干金》所注与文义贯通，而《干金》明确指出阴阳所属，即阳为肝心，阴为肺脾肾。

阴虚体质的表现

阴虚的人只是看起来很健康

在缺乏医疗器械的年代，中医向来以"四诊法"来诊病。"四诊法"即望、闻、问、切，首先便是望，也就是观察病人的外貌、体征等。在现代也有许多人喜欢通过观察外表来判断疾病，他们觉得自己很健康，绝不肯相信旁人的意见。但是他们毕竟不是专业的医师，很难对疾病有深刻的理解。扁鹊给蔡桓公看病的时候，数次说他身染疾病，但是蔡桓公自我感觉良好，始终不肯相信，甚至认为扁鹊危言耸听，结果耽误了疾病的治疗，这就是讳疾忌医的故事。有些疾病是很难通过肉眼看出来的，比如阴虚。医学专家将阴虚称为表象健康的疾病。即使人体已经出现阴虚，但是从外表上看来依然是很健康的。

阴虚并不是一种专门的病症，不像感冒、发烧那样有着明确的表现，因此阴虚的人从表面上看起来仍然很健康，但是其实患者体

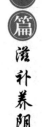

第一篇 滋补养阴篇

内的气血已经出现了下降的趋势，并且在很长一段时间内无法得到扭转。气血在下降到阴虚的下限后，就会使人体因为能量过少而无法正常工作。一般情况下，健康的人看起来脸色总是红润的，脾气也很温和，生活作息也很有规律。而阴虚的人脸色不像常人那样红润，而是有点发黄，脾气也会有点急躁，这都是阴虚导致的。

阴虚是人体内部状态的失衡，因此更多地表现为内部症状，例如水亏火旺，津枯液涸，或阴虚内热，灼烁津液等。这些临床现象是有其一定规律可循的，尤其是脏腑阴虚的表现，具有特定的范围，易于辨析。

阴虚的人不注重保养

人体内的阴阳大致持平，一方面在生活中不断地消耗，另一方面又通过休息和饮食等得以补充。有的人对医学常识缺乏足够的了解，也不注重保养身体，总是喜欢拼命工作，体力透支的时候也不在意，如果这种情况持续下去，将会严重影响一个人的身体健康。阴虚的人总是越晚精神越好。深夜人们正在熟睡的时候却是他们精神最好的时候。阴虚的人总喜欢熬夜，多被人们称为"夜猫子"。这主要是因为体内的血气不均所致。阴虚的人其血气的运用时间与常人不同，他们多半会把自己的血气用在晚上，而在白天，做起事情来却是没有力气。

一般而言，农村长大的人要比城市长大的人经得起长时间的气血透支，原因就是农村孩子在幼年的时候起床较早，所以，在幼年的时候他们身体内已经储存了较多未来可以用的能量。而对于城市人来说，在幼年的时候则睡得较晚，所以过早地消耗了体内的能量，这就导致他们未来可以透支的能量少于那些在农村长大的人。

🍎 阴虚的人经常"上火"

阴虚最明显的表现就是"上火"，如果阴虚的情况得不到改善，患者甚至会经常"上火"。这是为什么呢？在人体中，阴阳本来是维持在一个平衡的水平，如果阴虚了，就会使阳气自动上升，人体就会出现亢盛，进而导致人体代谢加快，人体产生的内热就会增多。所以，阴虚体质的人容易出现上火。

所谓的"火"，指的并非是现实中能够点燃草木的火，而是人体内的热性症状，这种症状的成因并非是阳气超过正常范围，而是一种虚火。人体出现阴虚时，人体中的阴气不足，就会使阳气有更多的存在空间，所以，阳气就会自动增加。但是，阳气是不能替代阴气滋养人体的作用的，于是也就出现了虚火。阴虚的人出现虚火，会觉得心情不好，脾气变得暴躁起来。

治疗阴虚导致的上火时，不能使用寒凉之物，因为寒凉之物只会消除体内的阳气，却无法发挥滋阴的效果，这种做法不但不会改善虚火的状态，反而会降低人体的抵抗力，使患者更容易患上热性感冒等热性疾病。正确的方式是滋补阴气，而非消灭阳气，应该用补水滋阴的方式来改善阴虚症状。

🍎 阴虚的人经常便秘

有的阴虚患者经常便秘，这与脾胃阴虚有关。在上厕所的时候，患者总是能够感到有明显的便意，可是不管怎么努力就是不能正常排便。经过好几分钟的努力之后，终于开始排便，但是大便并不是正常形状，而是溏软如水。这种情况就是经常性便秘。阴虚就会导致人体内阴血亏少，人体的涵养功能降低，人体会本能地加强肠道对水分的吸收，这就进一步加剧了便秘症状。此外，阴虚体质的人

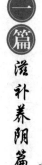

第一篇 滋补养阴篇

多数喜欢冷饮，而冷饮就会损伤正常的阳气，这也会减弱脾胃功能。经常性便秘的一般症状就是大便先结后稀，这是因为阴虚之人脾脏的功能减弱，导致肠胃的蠕动也减慢，对食物的消化吸收能力降低，使得大便无法成形，造成排便困难。

女人为什么会出现阴虚

阴虚的根源——内因

（1）情绪影响。情绪会对身体健康造成影响，这一点也已经得到了现代医学的证实，一个人处于不同的情绪之中，身体会分泌不同的物质，从而调节身体的机能。《灵枢·百病始生篇》说："喜怒不节则伤脏。"大喜大悲都会伤害五脏的健康，最终导致阴精亏伤，总结来说就是"喜伤心，怒伤肝，忧伤肺，思伤脾，恐伤肾"。

（2）房事不节。房事不节会导致肾精受损，《素问·痿论》中说："入房太甚，宗筋弛纵，发为筋痿。"按照现代医学的观点，这句话也是很有道理的，有节制的性生活对身心健康有益，但如纵欲过度，则对身体大有伤害。房事不节对男人和女人都有坏处，都可导致肾精亏耗，并出现种种肾阴不足的表现。

（3）劳累过度。活动的时间太久，会让身体变得疲劳，《素问·宣明五气篇》总结出"五劳"的观点："久视伤血，久卧伤气，久坐伤肉，久立伤骨，久行伤筋。"并非只有做苦力活才会让人劳累，长时间地阅读、躺卧、坐着、站立、行走等都会让身体处于疲劳状态。

（4）饮食不当。饮食是人体赖以生存的物质基础，如果饮食不

当，例如暴饮暴食，或饮酒过度，或食物不洁等，都可能导致阴虚。

引起阴虚的外因

一些外部因素同样可以对人体产生影响，例如风、寒、暑、湿、燥、火和疫疠之气等，在整体医疗水平比较低下的古代，它们是威胁人类健康的头号敌人，因此被称为"外邪"。

（1）风邪入侵。风是春天的主气，风为百病之长，寒、湿、燥、暑、热等外邪都可依附于风而侵入人体。风邪侵入体内，会使机体阴阳失和，汗出而伤耗阴津。如果加上燥热，就会出现化燥伤阴的情况。风邪引起的疾病，发病急，变化快，病位游走不定，症状变化较大，常见的有风寒感冒、风热感冒等。中风也属于风症，具体又分为内风和外风，因此在治疗的时候，首先要分清内风和外风，再对症下药。

（2）暑邪入侵。暑气是夏天的特征，代表着高温、炎热、蒸腾等等，暑邪入侵人体，可致腠理开泄而多汗，耗损津液，出现心烦口渴、尿少而赤等阴虚症状。最常见的便是中暑，轻症中暑者会有多汗、口渴、头昏、虚弱、恶心、呕吐等表现，重症中暑则有可能产生热痉挛、热衰竭和热射病等，甚至有可能致人死亡。

（3）燥邪入侵。燥邪，顾名思义就是干燥，秋天是干燥的季节，因此燥邪多发生在秋季。我们知道，当人体处于缺水状态的时候，免疫力下降，非常容易生出各类疾病。若燥邪入侵体内，易伤耗阴津和灼伤肺阴，引起鼻干、唇干、口干、咽燥等症状。

（4）寒邪入侵。寒冷是冬天的特征，外界的寒气侵犯人体而发生疾病的病邪，伤于肌表，称为伤寒，直中脏腑的则称中寒。寒为阴邪，寒邪入侵，易伤阳气，患者表现出血滞、疼痛、畏寒怕冷、

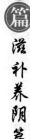

第一篇 滋补养阴篇

发热无汗等症状。

（5）外伤。外伤不属于中医论证的"外邪"，因为外伤的随机性很强，没有固定的规律，但是它同样可以造成阴虚。例如烈火烧伤、化学药品灼伤、热水烫伤、机械损伤等，都可损耗阴律而致明虚。

错误的诊断也会导致阴虚

中医讲究阴阳辩证，同样一种症状，很可能是由不同的疾病导致的，在治疗的时候必须探究疾病的本源，从源头出发，治愈疾病。例如，感冒是一种常见疾病，普通人在知道自己感冒的时候，不会去想这是风寒感冒还是风热感冒，自己随便买点药回来吃，结果有时很快就好了，有时久久不愈，这就是不懂得辩证治疗造成的。现代的西医医生们虽然不再使用中医的理论系统，但是在治疗治病方面，也和中医一样讲究对症下药，当我们去看病的时候，医生也要详细地询问症状，然后才肯治疗。

（1）误用汗药或发汗太过。《素问·阴阳应象大论》指出："其在表者，汗而发之。"就是说有些疾病的病位在表，例如刚刚感冒的时候，病灶还没有深入，这时吃点药，喝点姜汤，出个汗就好了。然而，如果病位在里，使用发汗药就没有效果了，或者发汗太过，则可能导致阴减亏耗，使病情加重。

（2）误用补药。补药是中医药的概念，包括补阴、补阳、补气、补血等多种功能的药物。普通人对补药总是存在误解，他们认为补药吃得越多越好，殊不知"是药三分毒"，吃药只是为了让我们的身体处于中和状态，一旦过量便会反噬自身。虚症方可补之，老年无病者不可随意滥用，即便是有病也应根据病情选择使用。

身材消瘦，大多是阴虚

身材消瘦的人群容易五心烦热

在一般人的意识中，胖人更怕热，胖人对热天气更敏感，因为他们更容易大汗淋漓，而瘦人更怕冷，尤其是很多体型消瘦的女生，一到冬天就手脚冰凉，似乎掉进了冰窟窿。其实，瘦人对热也很敏感，只不过困扰他们的是内热，即五心烦热。

五心烦热，指的是手心和脚心发热，同时感到心胸烦闷，多由阴虚火旺、心血不足引起。《黄帝内经·素问·逆调论》中说："阴气少而阳气盛，故热而烦满。"瘦人经常感到手心、脚心发热发烫，这种症状在午后尤其明显，常常喜欢用手脚接触冰冷的物体，例如地面、栏杆等。由于内热旺盛，即便天气不热，阴虚患者躺在床上也会感到潮热不堪，为了降低温度，他们往往喜欢把手脚伸出被外，夜里睡觉的时候可能出现盗汗、遗精等症，睡醒以后感到腰膝酸软、口燥咽干，仔细观察，可以发现舌质殷红，光剥少苔，脉沉细数等。

中医所说的"火气"包括实火和虚火两种。实火有炎热的性质，可以伤津耗血，逐渐导致阴虚，这时就要在滋阴的同时泻火，才能使身体不适得以改善，使阴阳逐渐趋于平衡。如果只是泻火而不滋阴，就会导致火气再次发生，对身体健康的危害较大。

虚火与实火不同，实火大多是由外邪入侵导致的，而虚火是由阴虚导致的。虚火对人体的伤害也很大，严重时可能因为津液、血液不足，导致脏腑严重失调，在短时间内出现多种脏腑并发症，进而危及生命。

第一篇 滋补养阴篇

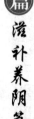

🐾 五脏阴虚亏损的表现

阴虚可以有多种表现形式，心肝脾肺肾五个脏器都有可能出现阴虚，而它们各自的表现是不同的，因此在实际生活中要仔细辨别，对症下药。

心阴虚引起的五心烦热：面色潮红，神昏谵语，心烦失眠，心慌怔忡，惊悸不安，胸痛胸闷，有灼热感，小便短赤，汗多。舌尖绛红，少津，脉细数。

肝阴虚引起的五心烦热：目赤肿痛，头晕头痛，急躁易怒，两肋痛，失眠多梦，耳鸣耳聋，面色壮红，口燥咽干，大便秘结干燥。舌红，舌苔薄黄，脉有力或弦细。

脾（胃）阴虚引起的五心烦热：口干唇燥，食欲缺乏，干呕呃逆，胃脘嘈杂，面色枯萎，暗淡无神，皮肤干燥不泽，有紫斑，口腔糜烂，口臭，齿龈肿痛，爱喝冷饮。舌绛红或光剥少苔，弦细数无力。

肺阴虚引起的五心烦热：面色发白，两颧潮红，潮热盗汗，皮肤干燥，咳嗽，声音嘶哑，咯血，鼻干涕少。舌红少苔，脉细数。

肾阴虚引起的五心烦热：头昏耳鸣，遗精崩漏，大便干结，面色晦暗，毛发脱落，赤色枯槁，四肢发软，小便不利。舌赤红少苔，脉沉细数。

五心烦热是由阴虚引起的，所以要解决这个问题，就必须从滋阴着手。不过在滋阴的时候，也要有所偏重，不能盲目进行。一般来说，五心烦热兼有鼻鸣音、干咳气短、痰少且有血丝者，应该重点滋养肺阴；五心烦热兼有失眠、易疲劳、眼睛干涩者，应该重点滋养肝阴；五心烦热兼有心烦、失眠、多梦、心悸症状者，应该重点滋养心阴；五心烦热兼有耳鸣、腰膝酸软者，应该重点滋养肾阴。

女

滋阴养血补肾三部曲

🌸 通过食疗来滋阴

滋阴有多种方法，可以通过食疗、药物、按摩等多种方式进行，其中食疗是最适合身材消瘦者的。这是因为滋阴不同于壮阳，短时间内很难见效，必须坚持不懈才能有所收获，而饮食疗法最容易坚持下来。其次，通过饮食，阴虚患者可以获得充足的营养。而且中医认为药食同源，药物和食物的界限并不是那么明显的，二者同属于大自然，只不过由于人的分类才产生了差异，从本质上来说，只要是能够对人体产生反应的食物，无论是好的反应还是不良反应，都可以称作药物。

因此，阴虚患者平时可以多吃一些滋阴食物，慢慢地解决身体问题。阴虚症状较为严重的患者，也可以在食疗的同时搭配一些滋阴的中药，如沙参、玉竹、天冬、石斛等，做成美味的药膳，一方面有滋养的效果，另一方面也能改变食物的风味。

睡眠是最好的滋阴药

🌸 失眠严重影响女性健康

从古至今，人们始终遵循着"日出而作，日落而息"的作息观念，但是进入现代化社会以后，城市里的夜夜灯火通明，失眠的人也越来越多。女性通常比男性更注重调养，但是依然很难走出失眠的困境。男性身体强壮，活泼好动，即便通宵熬夜，也能够通过深沉的睡眠迅速补充体力，而女性的运动量一般较少，一旦失眠就很难入睡。其实，人都是血肉之躯，长期失眠都会给身体造成很大的危害。

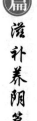

第一篇 滋补养阴篇

睡眠不足会导致免疫力下降。长期失眠会导致新陈代谢失衡，致使机体的免疫能力下降，难以抵御病魔的侵袭。例如，很多女人在通宵失眠之后，往往气血虚浮，畏寒怕冷，脸上也会长出很多痘痘。长期失眠还会增加心和血管负荷，诱发心脑血管疾病。

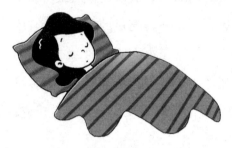

性功能障碍睡眠不足容易伤肾。从中医的角度来看，熬夜会损伤精血，造成肾气不足。患有神经衰弱的失眠者，因忧愁苦闷、焦虑不安而影响性兴奋，再加上常服用镇静安眠的药物，势必对性兴奋与性功能产生强烈的抑制作用，两者相互推波助澜而导致性功能障碍，男子易患阳痿，而女子则容易产生性冷淡。

加速衰老。夜晚熟睡时分泌的生长激素是白天的5~7倍，皮肤代谢的高峰期是夜间1~3时。常上夜班或失眠的人，影响到对肝脏、肌肤的血供，生长激素分泌减少，就会使人面色无华，形体憔悴，衰老的速度也成倍加快。

失眠与阴虚相互影响

阴虚体质的女性总是伴有气血不足的特点，她们在寒冷的冬季十分痛苦，每天晚上睡觉之前，手脚都会变得十分冰冷，像掉进了冰窟窿一样，即使加盖了一层棉被依然冰凉如故，而这又给正常的睡眠带来了困难。在天气不怎么寒冷的时候，阴虚体质的女性又会面临另外一个困境，她们在夜晚容易出现盗汗的情况，而这也会影响夜晚的睡眠质量。因为盗汗证明其身体在夜间还处于一种亢奋的状态，而这种状态势必会消耗更多的气血，进一步导致阴虚。

滋阴养血补肾三部曲

阴虚的人一到晚上头脑就昏昏沉沉的，尽管如此，他们仍然很难迅速入眠，究其原因，乃是因为阴虚打乱了他们的精神状态，导致他们的精神在夜晚处于亢奋的状态。但是精神上的亢奋并没有使他们变得更健康，相反的，他们浪费了很多休息的机会，阴气和阳气全面透支，进而形成阴阳两虚的状态。因此，缺乏睡眠会使人们的免疫能力降低，也容易使身体衰老的速度加快。如果阴虚患者想要改变自己的健康状态，首先要从保证夜晚的好睡眠做起。

只要保证了夜间的睡眠质量，就能使身体逐步趋于正常，身体的各个部位也可以得到正常的休息，阳气就在此时逐渐充盈。睡眠也有助于身体在夜晚储存第二天需要消耗的气血，同时身体对水分的消耗也没有白天多，这无疑就缓解了身体对水分需求紧张的状况。正是因为夜晚睡眠好从根本上降低了身体对气血的消耗，所以，夜晚的好睡眠是补阳滋阴的基本法。

改善失眠要从心理健康做起

解决失眠的心理障碍。很多时候，失眠就是一种精神障碍，有的人是过度担心、忧虑，有的人贪恋游戏，有的人则是胡思乱想。总之，要想戒除失眠，必须首先确立起按时睡觉的信心，消除心里的杂念，否则做得再多也是无用功。不要让自己的精神绷成一根紧张的弦，要适当地放松自己。

避免因疾病导致无法入眠。有的时候，某些疾病也会影响睡眠，例如感冒时人会感到头晕头痛，还有可能感到身体发烫，难以入眠。遇到这样的问题，我们首先要考虑的就是尽快就医了。如果是深夜，不方便去医院的话，可以先采取一些缓治措施，减轻痛楚，力图尽快入眠。

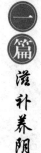

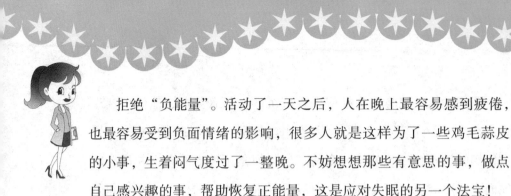

拒绝"负能量"。活动了一天之后，人在晚上最容易感到疲倦，也最容易受到负面情绪的影响，很多人就是这样为了一些鸡毛蒜皮的小事，生着闷气度过了一整晚。不妨想想那些有意思的事，做点自己感兴趣的事，帮助恢复正能量，这是应对失眠的另一个法宝！

滋阴的前提是排毒

人体内的毒素究竟是什么

排毒是养生界经久不衰的话题，所有人都在说"排毒养颜"，可是你知道身体内的毒素究竟有哪些吗？

（1）宿便。宿便是人们最常提到的"毒素"，它存在于我们的肠道内。肠道是人体主要的消化器官之一，每天都在进行消化与排泄，一般在肠道内停留3~5日而没有被排泄出去的物质就被称为宿便。宿便是许多毒素的根源，会降低人体免疫力，诱导各种疾病产生。从另外一方面来说，正是由于它残留在肠道中，因此也最容易被清除出去，市场上有许多清肠茶，可以很好地帮助我们完成新陈代谢。

（2）自由基。自由基是一种十分活跃的物质，它很容易与其他物质发生反应，如果它被封闭在细胞内，无法四处乱串的话，它就可以帮助人体搬运能量，这时它对人体是有益的。可是，如果体内的自由基过量，就会产生很强的氧化作用而侵害体内细胞，造成衰老、皮肤黑斑及过敏反应等症状。

（3）胆固醇。胆固醇是人体不可缺少的一种营养物质，但是过量的胆固醇会堵塞血管，危害身体健康，因此必须控制胆固醇的含量。

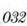

（4）脂质沉积。脂质沉积与我们的饮食习惯有关，若是营养摄入过多而水分补充不足的话，就很容易导致血液黏稠。

（5）乳酸。乳酸是一种化合物，是人体代谢产生的废弃物质，简单来说，乳酸会让人体产生疲劳感。人体其实是在不断活动的，即便在沉睡之中，身体也在不断地进行呼吸、产生热量，维持生命的正常进程。因此，乳酸的分泌无时无刻不在进行，当人体的活动量过大，无法及时处理乳酸时，堆积乳酸的肌肉会发生收缩，从而挤压血管，使得血流不畅，结果造成肌肉酸痛、发冷、头痛、头重感等。

（6）尿酸。尿酸也是人体新陈代谢的一种产物，主要由肾脏排出。

（7）分布不均的水液与瘀血。一个人食用了冰冷食物，或是体内的代谢出现异常时，水液就可能发生分布不均的情况。这些水液无法通过正常的渠道排泄出去，会羁留在体内，对正常的生理活动造成影响，其中的原理和瘀血十分相似。

为什么说滋阴离不开排毒

在前面的内容中，我们不止一次地提到，人体内的器官分为阴阳两种状态，而且这种阴阳状态并不是固定的，而是相对的。例如，肾脏的功能与热力是人体阳气的根本，对人体各脏腑组织的功能起推动、温煦作用；而肾脏又对机体有滋润、宁静、成形和抑制过度阳热等作用，相比之下，前者就可以称之为肾阳，而后者则称之为肾阴。

人体每天都会从外界摄入大量毒素，同时体内也会产生一定的毒素，在身体健康的情况下，这些毒素可以通过大便、小便、出汗

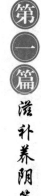

第一篇 滋补养阴篇

等方式被及时排泄出去；如果体内堆积了大量毒素，身体器官处于高负荷工作状态下，也无法将毒素及时排泄出去，那么必然会影响器官的各种功能。也就是说，人体内的阴阳已经被损害了。若想滋阴，就必须通过某些方式清除体内的毒素，给身体减轻负担，只有毒素被清理了，才能让滋阴事半功倍。

如何促进体内毒素的排出

（1）合理饮食，减少毒素的摄入。在制定饮食计划的时候，要根据自己的健康状况作出判断，身体瘦弱者和身体肥胖者对于营养的需求是不一样的，不可以同等对待。身体肥胖者应尽量少吃鱼肉蛋奶油一类的高脂肪、高蛋白、高热量的食物，而身体瘦弱者恰恰应该补充这一类食物。

（2）养成有规律的排便，及时排出毒素。肠道是人体内十分重要的排毒器官，大部分毒素是通过粪便排出的，保持排便的通畅，就能保证身体内的毒素不至于超标。便秘患者每天要摄取足够的纤维素，正常人一天应摄取 30 克左右的纤维素。蔬菜、水果中纤维素含量丰富，水果中的果胶也会起到与纤维素相同的作用。

（3）加强锻炼。皮肤既是人体的免疫系统，也是人体面积最大的新陈代谢器官。皮肤上有无数个毛孔，可以通过出汗的方式将体内的毒素排泄出去，而适当的运动可以增强皮肤的排泄功能。建议每周至少进行 3 次以上 30 分钟的有氧运动。

（4）保证饮水量。正常人每天需补充水约 2000 毫升，但大部分人远远达不到这个量。水是人体细胞、体液的最主要成分，要想更新细胞，体液，就必须经常补充大量的水。水的供应量足水质好，会增快细胞新陈代谢的速度，促使体内毒素排出。

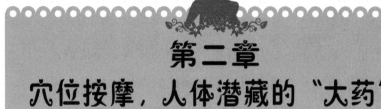

第二章
穴位按摩，人体潜藏的"大药"

神奇的腧穴和经络

人体内的腧穴

腧穴又称孔穴，"腧"通"输"，或从简作"俞"，"穴"是空隙的意思。

腧穴是人体脏腑经络气血输注出入的特殊部位，它的"输通"是双向的：从内通向外，根据腧穴出现的压痛、酸楚、麻木、结节、肿胀、变色、丘疹、凹陷等病痛反应，可以通晓内在脏腑气血的病理变化，从而防治疾病；而从外通向内，则可以通过针灸、推拿等刺激相应腧穴，达到疏通经络、调节脏腑气血的作用，从而治疗疾病。

人体腧穴数目繁多，大体可以分为三类：十四经穴、经外奇穴和被称作"压痛点"的阿是穴。每个腧穴都有较为广泛的主治范围，这与其所属经络和所在部位的不同有直接关系。无论腧穴的局部治疗作用，还是远隔部位的治疗作用，都是以经络学说为依据的。所以，要想通过腧穴进行局部、邻近或远隔部位的作用治疗疾病，就

第一篇 滋补养阴篇

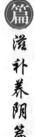

需要掌握腧穴的主治规律。

腧穴的治疗规律

腧穴的治疗作用大体分为三个方面，即近治作用、远治作用和特殊作用。

近治是"腧穴所在，主治所在"规律的体现，是指腧穴均具有治疗所在部位局部及邻近组织、器官病症的作用，如眼区周围的晴明、承泣、攒竹、瞳子髎等经穴均能治疗眼疾。

远治是"经脉所过，主治所及"规律的反映，是指腧穴具有治疗其远隔部位的脏腑、组织器官病症的作用，如合谷穴不仅能治疗手部的局部病症，而且能治疗本经所过处的颈部、头面部病症。

特殊作用是腧穴可专治某病，如至阴穴可矫正胎位，臑俞穴治疗呃逆，天枢穴治疗便秘，胆囊穴治疗胆囊炎。

此外，腧穴还具有双向良性调节作用和相对特异治疗作用，如腹泻时针刺天枢穴可以止泻，便秘时针刺天枢穴可以通便。

通行全身的经络

经络是指人体气血运行通路的主干和分支，是运行气血、联系脏腑和体表及全身各部位的通道，是人体功能的调控系统。经络学也是人体针灸和按摩的基础，是中医学的重要组成部分。

"经"，即"径"，意思是"纵线"，有路径的意思，简单地说，就是经络系统中的主要人体气血运行的通道包括经脉、络脉两个部分，其中纵行的干线称为经脉，由经脉分出网络至全身各个部位的分支称为络脉。《灵枢·经脉》曰："经脉十二者，伏行分肉之间，深而不见；其常见者，足太阴过于外踝之上，无所隐故也。诸脉之浮而常见者，皆络脉也。"

女

滋阴养血补肾三部曲

人体的经络系统包括经脉、络脉。经脉包括十二正经、奇经八脉等；络脉包括十五络脉和难以计数的浮络、孙络等，这一经络系统构成人体巨大而复杂的网络。

十二正经是人体内范围最广的经络系统，因此地位最高、应用最广。这十二经的名称分别是：手太阴肺经、手厥阴心包经、手少阴心经、手阳明大肠经、手少阳三焦经、手太阳小肠经、足太阴脾经、足厥阴肝经、足少阴肾经、足阳明胃经、足少阳胆经、足太阳膀胱经。

奇经八脉是督脉、任脉、冲脉、带脉、阳维脉、阴维脉、阴跷脉、阳跷脉的总称。它们与十二正经不同，既不直属脏腑，又无表里配合关系，"别道奇行"，故称"奇经"。

经络的作用

经络的主要功能是将气血输送到全身，进而抵抗外邪入侵，保卫身体健康，若经络堵塞，气血不畅，则有可能发生疾病，因此《黄帝内经》中说："经脉者，所以能决死生，处百病，调虚实，不可不通"。根据每条经络的作用，中医将其作为参考，用以说明临床疾病的病理变化、指导辨证归经和针灸治疗。

（1）人体的经络联系脏腑、沟通内外。人体的五脏六腑、四肢百骸、五官九窍、皮肉筋骨等组织器官，之所以能保持相对的协调与统一，完成正常的生理活动，是依靠经络系统的联络沟通而实现的。经络纵横交错，入里出表，通上达下，联系人体各脏腑组织、皮肤及其他各个细微部分，将人体联系成了一个有机的整体。经络的联络沟通作用，还反映在经络具有传导功能。体表感受病邪和各种刺激，可传导于脏腑，脏腑的生理功能失常，亦可反映于体表。

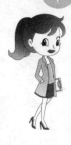

这些都是经络联络沟通作用的具体表现。

（2）经络具有运行气血、营养全身的作用。《灵枢·本藏》指出："经脉者，所以行血气而营阴阳，濡筋骨，利关节者也。"气血是人体生命活动的物质基础，全身各组织器官只有得到气血的温养和濡润才能完成正常的生理功能。经络是人体气血运行的通道，能将营养物质输布到全身各组织脏器，使脏腑组织得以营养，筋骨得以濡润，关节得以通利。

（3）经络可以抗御病邪、保卫机体。营气行于脉中，卫气行于脉外。经络"行血气"，使营卫之气密布周身，在内和调于五脏，在外抗御病邪，发挥其抗御外邪、保卫机体的屏障作用。

（4）经络在治疗上也有一定的实践意义，如针灸疗法，主要运用针或灸对特定的经络腧穴，给以轻重不同的刺激，既能振奋或抑制脏腑机能，又能调理气血，还可以调节周身各器官之间的平衡，从而达到治疗目的——调动与增强人体的抗病机能，以促进恢复健康。

穴位按摩的原理

按摩原理基本上有三个特点：一是整体观念，二是反射原理，三是辨证施治。下面我们来详细讲解下这三个原理。

整体观念

人的身体是一个小天地，是自然的缩影。人与自然是一个统一的整体，也就是我们经常听到的天人合一的整体观念。按摩实际上就是将人的自身整体性、人与自然的整体性同经络穴位结合起来，

最终在保健和疾病中进行运用的施治手法。

大自然的风、寒、暑、湿、燥、火，这六种气候实际上都是随着春、夏、秋、冬四季的变化而变化的，对大自然植物以及动物的生长变化都会起到一定的促进作用。在人体内，十二经脉的升降机能同天地是一样的道理。人类在天之下、地之上生活着，天地的升降之气能够滋润人的身体。保持人体健康，那么，就算是不正常的六淫气候，也很难侵入人体的；假如不善保养，让身体操持过度，那么，失去了抗病能力的身体就会让六气轻而易举地侵入，并感染疾病。

这就和药物治疗是一个道理，一切药物不外乎阴、阳、升、降四性，也不外乎酸、甜、苦、辣、成五味，但是，为什么药物可以治病呢？实际上，主要是由于药物进入人体后能够在阴阳十二经脉往返中起到一定的作用，由此而达到益弱抑强、调和阴阳的效果。按摩实际上也是这样的道理，利用不同的手法变换，遵循整体观念，通过循十二经脉往返运动来炼精化气，最后达到祛病强身的作用。

🌏 反射原理

反射就是指的对外界刺激的反应。比如说，当人体的某个组织器官出现了异常，足部相对应的反射区中就会出现一定的变化，例如气疱、沙粒状、颗粒状、条索状、小结节等。通常来说，刺激按摩这些反射区就会出现明显的压痛感，这种痛感可以传入中枢神经，再传导协调，发生新的神经冲动，最后传导到体内的各个组织器官，从而有效引起一系列的神经体液调节，最终有效激发出人体的潜能，达到治疗疾病的态度。

另外，我们也能够利用反射原理进行阻断病理的反射。假如说患者大脑皮质中已经有了一个病理兴奋灶，那么，由足部反射区传

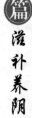

第一篇 滋补养阴篇

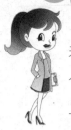

来的触压和痛觉就会形成另一个兴奋灶，随着按摩时间的延长，这个兴奋灶会越来越强，最终超过了病理兴奋灶，让其受到压抑，并且完全消失。

辨证施治

通常来说，按摩都是通过一定的"手法"而产生外力，用这个人外力在患者身体的某个部位或穴位上进行做功，这种"功"实际上就是按摩师根据患者具体的病情，运用不同的手法技巧做了施治手段。它不只是能够起到一定的纠正解剖位置的作用，同时还可以有效转换成不同形式的能量，渗透到人体的内部，以此来改变人体相关的系统的机能，从而达到治疗疾病的目的。

中医认为，发病有三个途径。一是经络受邪，病入脏腑——这是内因；二是四肢九窍，血脉壅塞——这是外因；三是房事、金刃、虫兽所伤。因此，我们提倡进行辨证施治，主要是根据人体患病的时候，十二经脉运动的变化状态，做出合理的调治，并通过对人体脉象的观察，决定去按摩哪些穴位。

我们知道，经络是人体气血运行的一个通道，其内及脏腑，外通四肢、皮肤九窍，分布在全身的每个部位。中医认为，内科、外科、妇科、儿科的多种疾病完全可以运用推拿按摩的手段来治疗。不过，在按摩治疗的时候，一定要注意按摩的适应证和禁忌证，这也是辨证施治的基本要求。

从生物全息理论的角度看按摩

全息生物学是研究全息胚生命现象的科学，是生物学的一个重要分支，由我国著名生物学家张颖清教授创立。现代医学认为，在受精卵内包含有父母赋予的全部生物信息。在发育中细胞不断分裂，

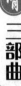

女 滋阴养血补肾三部曲

每个细胞中都含有与受精卵细胞相同的生物信息。最后发育成复杂的机体后，每个局部依然包含着整个机体的全部生物信息。人的手、足、耳就是这样的局部，可以把它看成是全身的缩影。手、足、耳上的每个反射区都有着与其同名的器官相似的生物学特性，所以说是一个全息胚，包含人体各器官或部位的定位图谱，即反射区分布图。按摩、针刺反射区可以查出病症，调节和改善各器官系统功能活动，具有增强体质、保健抗衰的功效。

按摩的保健作用

按摩具有养生治病的作用

按摩具有非常悠久的历史，在我国汉代的医书《五十二病方》就已经记载了按摩治病的方法。后来，经过历代名医的创造和总结，按摩发展至今已经成为一个独特的治疗体系，在具体的理论和实践中都有非常广泛的应用。

按摩也是当今社会非常流行的一种治病方法，在多年的临床实践中我们了解到了按摩治病的好处。经过大量的科学研究发现，不同的按摩手法都是通过不同动作所产生的力在人体上施压而引起的一系列反应，最终起到了治疗疾病的作用。人体在经过按摩以后，可以让大小循环系统畅通，人体中的血流丰富，加速人体各器官组织的新陈代谢，最终达到消除疲劳，解除病痛的作用。按摩的作用同按摩的手法有紧密的联系，按摩的手法有轻有重，基本上分为浅（皮毛）、略浅（经脉）、中（肌肉）、略深（经筋）、深（骨髓）几种。

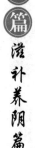

第一篇 滋补养阴篇

我国医学典籍认为，按摩可以调解人体的阴阳平衡，能够有效疏通人体的气血经络，从而有效起到活血化瘀、强身壮骨、调整脏腑、增强人体抗病能力的作用。西医认为，按摩不仅仅具有调整内分泌、加强胃肠蠕动、缓拿复位等作用，同时还具有调节大脑皮质的功能，能够让大脑神经产生冲动，有效起到兴奋或抑制神经的作用。

通常来说，按摩是以将中医的理论作为基础的，并根据中医经络学说来进行的人体施治手法。当然，也可以借助于一定的按摩工具，在人体的某个特定部位进行疾病治疗。中医认为，按摩能够治病，是由于按摩可以有效起到调整阴阳、疏通经络、补虚泻实、调和营卫、理筋整复、活血化瘀的作用。下面我们来详细讲解下这几种功效。

调整阴阳

对人体来说，阴阳平衡指的也就是健康，而阴阳失衡则是产生疾病的最主要的原因。不管是内伤或外感，它们的病理变化都是阴阳变化，也就是阴阳的偏盛或偏衰。按摩主要是根据不同的证候，并且选取了不同的按摩部位以及按摩手法，通过经络气血的调理来让身体的阴阳重新达到平衡。比如说腹胀积食，在腹部和背部的相关经穴上进行按摩，那么就能够调整胃肠功能，让其恢复正常。而胃肠蠕动也能够通过按摩来调整，让其有效恢复正常。按摩调整身体阴阳的时候也影响人体的状态，阴虚则补阴，阳虚则补阳，这样就可以让身体恢复平衡。

疏通经络

经络主要是气血运行的通道，如果经络不通，那么人必然会生

病。最初人体会出现不同的轻微的症状，比如说身体某个部位的疼痛感、麻木感。经络不通还会影响到肌肉紧张、痉挛，长期如此，肌肉容易发生实质性的改变，比如纤维化、瘢痕化。按摩可以有效疏通经络，调节肌肉神经，对于肌肉组织的紧张和痉挛有非常好的梳理效果，能够起到治病的效果。

补虚泻实

虚证的通常表现为人体内脏功能的低下，而实证则表现为内脏功能的亢进。按摩能有效通过一定的手法来作用于体表，从而让人体气血、津液、脏腑都有一定的变化，虚证补虚，实证泻实就是这个道理。一般来说，较小的力度刺激能够活跃人体的生理功能，而较强的刺激则能够抑制生理功能的亢奋。

同样是胃病，虚证胃病在治疗的时候，可以在胸部以及腹部的脾腧、胃腧、气海、中脘穴上进行小力度的较长时间的按摩；而胃肠功能亢进的患者，比如胃肠痉挛，那么就要在相应的穴位上进行较强力的短时间的点按。通过不同的按摩手法可以实现补虚泻实的作用。

调和营卫

经络是气血运行的主要通道，在人体全身。中医认为，体表同内脏是通过经络进行相连的，脏腑功能的失调或者病理变化都会通过经络反映于体表，并且有一定的脏器病理变化，比如说小腿上的胆囊穴压痛通常会体现人体胆囊有炎症或有结石存在，那么，这个时候按压胆囊穴就可以起到治疗胆囊疾病的效果。按摩体表的经络和穴位对于人体内脏的功能有调节作用，并且可以消除疾病。

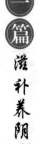

第一篇 滋补养阴篇

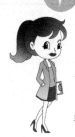

理筋整复

按摩对于骨伤、筋伤的整复有非常好的治疗效果，局部软组织、韧带、肌肉、肌腱拉伤都能够通过按摩手法进行整复。关节脱臼、骨质增生等也可以通过一定的按摩来进行整复，从而起到矫正解剖位置异常，疏通筋络，通顺关节，治疗疾病的作用。

活血化瘀

假如身体中有瘀血停滞，那么就会引起脏腑或肌体的病理改变，而按摩可以有效促进局部的血液循环，从而改善血液流速，降低血液的流动阻力，从而有效改善心脏功能；增强了心脏功能，促进微循环的建立，就可以起到活血化瘀，祛除疾病的作用。

总之，按摩是我国中医的瑰宝，也是我国古代医家经过多年的探索总结出来的成果。按摩广泛运用于临床治疗，对于常见疾病有非常好的治疗效果。

照海穴：迅速滋阴身体壮

功 效 调经安神，养阴熄风。

位 置 照海穴属足少阴肾经，位于足内侧，内踝下缘下 1 寸凹陷处。内踝高点，正下缘凹陷处。

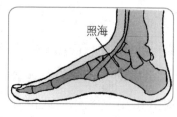

照海

主 治 主治咽喉干燥、失眠、嗜卧、惊恐不宁、目赤肿痛、月经不调、痛经、阴挺、阴痒、慢性咽喉炎、扁桃体炎、便秘、神经衰弱、癫痫等疾病。

穴位配伍

照海穴配神门穴、三阴交穴、风池穴，可以治疗因阴虚火旺而引起的失眠症，患者常见午后潮热或夜间发热、心烦多梦、大便干结、尿少色黄，有时可能出现口舌生疮等症；配合谷穴、列缺穴，有滋阴清热利咽的作用，主治咽喉肿痛；配列缺穴、天突穴、太冲穴、廉泉穴治咽喉病症；配中极穴、三阴交穴，有调经活血止带的作用，主治月经不调，痛经，赤白带下；配肾俞、关元、三阴交，主治月经不调。

穴位剖析

穴位名称的制定是有一定的根据的，不会随意起名。从名字上看，照指照射，海指大水，照海穴的意思就是有大量的水液在此蒸发，就像被太阳照射的大海一般。这里所说的水，指的是经水，水泉穴传来的地部经水到达照海穴后形成一个较大的水域，平静如镜，较多地接收受天部照射的热能而大量蒸发水液，具有吸热生气作用。

照海穴沟通了阴跷脉和肾经，阴跷脉可以资助肾经，使肾水充盈，而肾水则是人体全身阴液的根本，肾水充盈，全身的经脉和脏腑自然就能够得到充分的滋养，阴阳自然调和。因此，按摩照海穴可以起到滋阴的效果。

穴位按摩

用指尖掐按照海穴，每次3~5分钟，每天不拘时间次数。掐按和一般的按揉不太一样，要先把指尖立起，用指甲或指尖用力按下去，这样刺激的强度比较大，效果也好。还需注意，由于穴位本身

的特性，掐按照海穴的时候，患者的口中会不自觉地出现许多唾液，最好配合吞咽唾液，就是一边掐按，一边小口小口地把唾液咽下去。

现代人大多对唾液存在误解，认为它是不洁之物，一旦口中出现唾液就迫不及待地吐出来，但是古人十分重视唾液的作用，古人称之为"金津玉液"。《素问·经脉别论》中说："（唾液）饮入于胃，游溢精气，上输于脾，脾气散精，上归于肺，通调水道，下输膀胱，水精四布，五经并行。"意思是说，津液经过胃、脾、肺，散布到全身的所有血管当中。现代医学也证实了唾液的杀菌消炎、助消化，以及润滑口腔黏膜等作用。

▼ 经常按摩照海穴可以有效缓解咽炎

由于城市里存在空气污染、饮食不洁等问题，咽炎已经成为一种普遍现象。许多人总是感觉咽喉痒痛，有干燥灼热感，总是觉得嗓子里有东西在那堵着，吐不出来又咽不下去，可能伴有干咳、干呕的症状，这种病其实就是咽炎，中医称这个病为"梅核气"，意思是像有个梅核堵住了喉咙。虽然不影响吃饭、喝水，但是它几乎成了人们的一块心病。其实，这种吞吐不爽的感觉并不是真的有什么东西卡住了喉咙，而是有一股结聚在咽喉的"痰气"造成的。这是中医学的概念，和我们平时说的痰不是一个概念，这里指的并不是肉眼可见的、有形状的痰，而是无形之痰，是某种原因引起气血运行不畅，或是脾肺功能障碍，水湿凝聚成的痰，它们在咽喉聚集，阻碍了咽喉的气血运行，影响到了咽喉的功能，所以才会出现上面一系列的症状。

最常见的咽炎患者是吸烟人士，他们的喉咙和肺部每天浸染在烟雾缭绕中，自然更容易患病。除了这些人以外，在所有不吸烟的

人群当中，女性患者似乎比男性患者更常见，因为情志不畅、肝气郁结是引起梅核气的一个重要原因，而女性朋友们受情绪的影响比较大，每次着急上火或是遇到什么不开心的事就会诱发、加重病情。另外急性咽炎久治不愈、吸烟、鼻部疾病以及粉尘刺激等也会引起咽喉不适，这时候服用大药房里的那些消炎药往往是不起作用的。

　　患者可以尝试着按摩照海穴，每天按摩 2 次，每次按摩 10 分钟，只要能够坚持下去，相信咽炎的症状很快就会减轻。此外，按摩照海穴还有清热的作用，所以对于虚火上浮引起的失眠患者也有很好的疗效。

太冲穴：平肝去火少不了

功 效。 燥湿生风。

位 置。 太冲穴属足厥阴肝经，位于足背侧，当第一闭骨间隙的后方凹陷处。以手指沿拇趾、次趾夹缝向上移压，压至能感觉到动脉（第 1、2 跖骨结合部之前的凹陷中）。

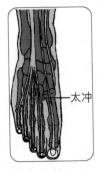

——太冲

主 治。 月经不调、功能性子宫出血、闭经、滞产、子宫脱垂、遗精、遗尿、小便不利、黄疸、头痛、眩晕、结膜炎、青光眼、耳鸣、耳聋、面瘫、咽喉肿痛、胁痛、膝踝痛、泻痢、疝气、小儿惊风、癫痫、精神病、乳腺炎、高血压等病。

穴位配伍

　　配列缺、天府，治鼻衄；配少商、太渊、劳宫，治呃逆；配内

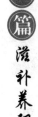

第一篇 滋补养阴篇

关、灵道，缓解神志昏乱、癫狂；配百会、悬颅、太溪，治肝阳上亢引起的头痛。肝阳上亢多由肝肾阴虚所致，好发于秋冬季节，症见眩晕耳鸣、头目胀痛、面红目赤、急躁易怒、心悸健忘、失眠多梦、腰膝酸软、口苦咽干等。

穴位剖析

太冲穴和奇经八脉中的冲脉距离很近，在足底部与肾经的涌泉相对。冲脉是十二经脉之海，能调节十二经的气血，而肾经是气血的源头，这两条经脉汇合的地方阴血必然会很旺盛，所以称为太冲。

太冲穴。太，大也。冲，冲射之状也。该穴名意指肝经的水湿风气在此向上冲行。本穴物质为行间穴传来的水湿风气，至本穴后因受热而胀散化为急风冲散穴外，故名。属土，指太冲穴气血运行变化表现出的五行属性。本穴物质为行间穴传来的水湿之气，至本穴后因吸热而胀散，胀散之气性热燥，表现出脾气的燥热特性，故其属土。

穴位按摩

先用温水浸泡双脚10～15分钟，然后擦干双脚，用大拇指按摩太冲穴。按摩时，方向要由下而上，缓慢推按太冲穴，以有酸胀感为宜，双脚都按摩，每侧按摩5分钟。先用左手拇指按摩右太冲穴，再用右手拇指按摩左太冲穴。

太冲穴的使用十分频繁，在肝经的所有穴位中名列前茅，可以算得上这条肋上的明星穴，尤其对于现代因为压力大而时常感到心腑乱、想发火的人来说，更是常备的救肝泻火药。

女 滋阴养血补肾三部曲

▼ 肝火旺盛，按摩太冲穴

我们经常可以看到一些脾气暴躁的人，其中不仅有男人，也有女人，他们在面对琐事的时候，总是难以控制自己的情绪，像一罐随时都有可能爆炸的火药桶。与此相反的是，有些人的脾气也很差，但是他们不会选择如此激烈的方式，而是生闷气，有时甚至气得脸色发青。这两种人都是肝火比较旺的人。中医认为，肝为"将军之官"，主谋虑。"肝为刚脏，不受怫郁"，如果肝脏的阳气很足，火气就会很大，不能被压抑。肝火发不出来，就会损伤五脏。因此，有了肝火要及时宣泄出来。

一个人在生气的时候，这种负面情绪带来的能量会通过肝经运行。太冲是足厥阴肝经的原穴，从理论上讲，原穴往往调控着该经的总体气血，因此当人生气的时候，作为肝经原穴的太冲穴便会显现出一些信号，例如按压时有痛感，对外界更为敏感，甚至软组织的张力发生异常等。人在生气的时候，由于情绪的影响，气息变得紊乱，形成一股不利于健康的负面能量，这种能量非常巨大，必须及时宣泄出去。如果我们在它生成的时候压抑了它，使它不能及时宣泄，它就会成为体内一种多余的能量，也就是我们经常说的"火"。气有余便是火，火气在体内横冲直撞，窜到身体的哪个部位，哪个部位就会产生痛感、麻痹等症状，例如许多人发火的时候就会头痛。

人在生气后按压太冲穴，有助于将体内的火气及时宣泄出去，有消气的作用，因此它又被称为"消气穴"，可缓解生气引起的一些疾病。另外，太冲穴还可以缓解急性腰痛。超过半数的成年人都出现过急性腰痛症状，多数是由于劳累过度、不正常的姿势、精神紧

张以及使用不合适的寝具等原因引起的。可以用拇指指尖对太冲穴慢慢地进行垂直按压，一次持续5秒左右，直到疼痛缓解。

肺俞穴：止咳平喘常按摩

功效。 散发肺热，治疗咳喘。

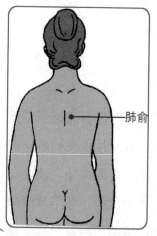

肺俞

位置。 肺俞穴属于足太阳膀胱经，采用正坐或俯卧姿势，肺俞穴位于人体的背部，当第3胸椎棘突下，旁开1.5寸（二指宽）处。

主治。 主治咳嗽、气喘、咯血、鼻塞、骨蒸、潮热、盗汗、荨麻疹、皮肤瘙痒症、瘾疹，以及呼吸道疾病，如肺炎、支气管炎、支气管哮喘、肺结核等。

穴位配伍

肺俞穴配中府，治咳嗽、咳喘；配合谷、迎香，治鼻疾；配膏肓、三阴交，治盗汗、骨蒸潮热。

穴位剖析

肺俞穴属于足太阳经，其中"俞"在古代同"输"字，意思是指肺俞穴内应肺脏，是肺气转输、输注之处，为治疗肺脏疾病的重要腧穴。

《素问·长刺节论》中记载："迫脏刺背，背俞也。"这句话的意思是说针刺背俞可以治疗相应脏腑的病症。肺俞穴正是属于背俞穴。哮喘是肺脏的主要病变，肺俞穴是肺脏经气输注之处，近迫于

滋阴养血补肾三部曲

肺脏，与肺有直接内外相应的关系，能调节肺脏经气，故能治疗哮喘病。临床观察，不论针刺、挑刺以及温灸等方法作用于肺俞穴都能治疗哮喘病。有人认为，肺俞穴治疗喘证，既可用于风寒束肺、痰浊壅肺、肺失宣降的实喘，又可用于肺气不足、肺肾两虚、肺脾俱虚的虚喘。

穴位按摩

（1）每晚睡觉之前正坐在床上，全身放松，双脚垂放在床下，双手自然放下。按摩者坐于背后，两手握成空心拳，轻叩肺俞穴10下，然后抬手从两侧背部由下至上轻拍，持续约10分钟。此法可以舒畅脑中之气，能健肺养肺，助排痰浊，同时还可以挠通脊背经脉，预防感冒。

（2）仰卧，按摩者用拇指指腹推揉云门、中府各36次，再用掌根按揉膻中，按顺、逆时针方向各36次；按摩者用拇指和其余四指推拿左右孔最、合谷，各36次；患者仰卧，按摩者用掌根或鱼际按揉大椎、肺俞，各36次；按摩者用拇指指腹推揉左、右丰隆，各36次，指力适度、沉稳。此法有助于缓解支气管哮喘。

（3）患者取俯卧位，卧在床上，将背部完全袒露出来。施术者两手拇指指腹放置在肺俞穴上，逐渐用力下压，换换按揉，使患处产生酸、麻、胀、重的感觉。再用大鱼际紧贴于穴位，稍用力下压，来回摩擦穴位，以局部有热感、皮肤微红为度，再轻揉按摩放松。如此反复操作5～10分钟，每日或隔日1次。

在按摩肺俞穴的过程中，需要注意力度的把握，按、揉、点、推均不可用力太过，要准确掌握力度。对儿童、体弱者更应注意。每次3～4分钟，每日2～3次。

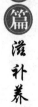

第一篇 滋补养阴篇

▼ 肺有疾病，常按肺俞穴

肺俞穴属于足太阳膀胱经，是人体背部对应着肺部的穴位，当肺部发生病变时，常肺俞穴也常会出现异常现象，如压痛、敏感点、硬结等，因此多用于诊治相关脏腑的病变。临床观察发现，慢性支气管炎、肺气肿等咳喘的患者，多在肺俞穴有明显的压痛感。呼吸系统疾病在其俞募穴出现压痛的阳性率也很高，以100例肺结核患者为例，肺俞穴出现压痛的占93%。临床研究表明，刺激肺俞穴可增强呼吸功能，使肺通气量、肺活量及耗氧量增加，明显减低气道阻力，改善肺的功能。

中医认为，肺主皮毛，开窍于鼻。因此，艾灸肺俞穴，还可温肺润燥、强壮皮毛、开通鼻窍，防治过敏性鼻炎、皮肤干燥瘙痒等病症。

操作方法：悬灸法。患者采取俯卧位，卧在床上，或者坐在凳子上，低下头，将背部完全祖露出来。施术者手持艾条点燃，放于穴位上方，距离皮肤2～3厘米进行熏灸，使局部有舒适温热感而无灼痛为宜，一般每次灸10～15分钟，以局部微红为度。每日或隔日1次。

此外，肺俞穴还可以用于辅助治疗鼻腔疾病，例如鼻烟。为了方便施术，患者可以购买单眼艾灸盒或双眼艾灸盒，在家中就可以完成艾灸，时间在15～30分钟。我们都知道，肺主皮毛，皮毛为一身之表，包括汗腺、皮肤与毛发等组织，有分泌汗液、润泽皮肤、调节呼吸和抵御外邪之功能，是人体抵抗外邪的屏障。在治疗鼻炎时，也对肺俞穴进行艾灸，可以让鼻子里面堆积的废弃物清除出来。

女 滋阴养血补肾三部曲

太溪穴：人体第一大补药

功效 清热生气，滋补肾阴。

位置 太溪穴属于足少阴肾

经，在足内侧，内踝后方，当内踝尖

与跟腱之间的凹陷处。

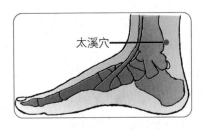

太溪穴

主治 主治肾虚引起的诸多病

症，如足跟痛、头晕目眩、手脚冰凉、关节炎、风湿痛、咽喉肿痛、

支气管炎、咳嗽哮喘等，以及多种女性生理疾病，如月经不调、乳

腺炎等，还可以用于美容养颜，治疗失眠健忘等常见症。

穴位配伍

配肾俞穴治肾胀；配少泽治咽痛、齿痛；配飞扬治头痛目眩；

配支沟穴、然谷穴治心痛如锥刺；配肾俞、志室治遗精、阳痿、肾

虚腰痛；配然谷穴主治热病烦心，足寒清，多汗；配少泽，可以滋

肾阴、清虚热，主治咽喉炎，齿痛；配飞扬，为原络配穴法，有滋

阴补肾的作用，主治头痛目眩；配肾俞、志室，有温肾壮阳的作用，

主治遗精、阳痿、肾虚腰痛。

穴位剖析

从字面上来看，"太溪"这个名字也和水有关。溪就是溪流，而

太在古代有"大"的意思，合起来就是指肾经水液在此形成宽大的

溪水。与太溪穴相邻的是然谷穴，二者同属于足少阴肾经，从然谷

穴传来冷降之水，到达太溪穴之后形成了较为宽大的浅溪，接着又

归到涌泉穴。

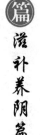

第一篇 滋补养阴篇

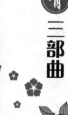

太溪穴是足少阴肾经的原穴，所谓原穴是脏腑的气血经过和停留的部位，因此太溪穴的治疗作用十分强大，对它进行适当刺激，就可以激发相应的经络功能，使五脏六腑的力量得以增强。

正是由于太溪穴聚集了足少阴肾经中的元气，因此它在人体的所有穴位当中是十分重要的地方，古代医家称其为"回阳九穴之一"。因此太溪穴是一个大补穴，具有滋肾阴、补肾气、壮肾阳的功能。凡是由肾虚引起的各种症状，如腰痛、腰酸、头晕、耳鸣、脱发、牙齿松动、哮喘、性功能减退、习惯性流产等，都可以通过刺激该穴均达到意想不到的疗效。

穴位按摩

用拇指的指腹按摩，缓慢加大力量，每次按摩 3～5 分钟，两侧交替按摩。

除了按摩以外，针灸太溪穴也有很好的效果，它可以治疗鼻衄，效果十分明显。鼻衄是中医学的名称，就是鼻出血，女性月经期发生有规律的鼻出血称为"经行鼻衄"，中医认为这多是因为肺经热盛、胃火炽盛、肝火上炎、阴虚火旺、脾不统血引起，其病机为阴水亏损不能制阳，炽火上灼阳络，迫血外溢所致。

针灸与按摩不同，对技术的要求更高，令患者取侧卧位，医者用拇指力量适中均匀地在内踝尖与跟腱之间按压，在凹陷处寻找太溪穴，当患者明显感觉到酸、痛、胀感时，就说明位置、力度等都很适合。常规消毒后，医者手持 1.5 寸毫针垂直刺入，拇指向前、食指向后的捻转补法约 1 分钟。待鼻出血明显减少（或停止）后，再留针 20～30 分钟即可起针。留针期间每 5～10 分钟捻转一次。如果当时没有针灸针也可以用一手拇指按压住太溪穴处同样有效。

由于每个人的体质都不一样，因此按揉太溪穴时可能出现的反应也不是完全相同的，有的人痛感很明显，有的人则根本没反应，尤其是身体虚弱的人，什么反应都没有，而且一按就凹陷下去了。这时，不痛的一定要把它揉痛，痛的要把它揉得不痛。归根结底，就是要把气血引到脚底的涌泉穴上。

▼ 按摩太溪穴，滋补肾阴效果好

太溪穴不仅是足少阴肾经上的重要穴位，也是整个人体中的大补药，因为太溪穴偏重于滋补先天，能够补充先天不足的肾精，这一点是其他诸多穴位无法做到的，就算吃再多的补药也很难达到这样的效果。因此，太溪穴的保健作用之所以那么重要，不仅仅是因为它的效果很强大，还因为这种效果是独一无二、不可替代的。

太溪穴是原穴，原穴的意思是既补肾阴，又补肾阳。在生活中，有人经常咽喉干，喝水也不管用，没有唾液，这是肾阴不足。揉太溪穴就能补上肾阴。我们经常发现有人足跟痛，有的是一侧疼痛，有的是两侧都痛，仔细观察双脚，也没有发现任何外伤的迹象，其实这就是肾虚造成的，是由于足跟的骨质、关节、滑囊、筋膜等处病变引起的疾病。此类患者就应该多揉太溪穴，顺着太溪穴把肾经的气血引过去。只要太溪穴被激活了，新鲜血液就会把瘀血冲散吸收，然后再循环带走。身体内有瘀血，阻碍气血的正常运行，自然就会疼痛，把气血引流顺畅，冲散瘀血，自然就不痛了。

涌泉穴：强化阴道收缩力

功 效 滋阴益肾，平肝熄风。

位 置 涌泉穴属于足少阴肾经，在足底部，第二三跖骨间，

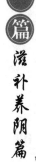

第一篇 滋补养阴篇

或于足底中线的前、中 1/3 交点处。取穴时，不将脚趾的长度计算在内。脚掌朝内弯曲，卷起脚趾时，可以看见足前部出现一个凹陷，涌泉穴就位于凹陷的中央。

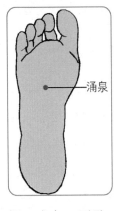

涌泉

主治。 涌泉穴可以治疗多种疾病，是人体常用治病穴位之一，主治精力减退、失眠、多眠症、倦怠感、高血压、晕眩、焦躁、更年期综合征、怕冷症、糖尿病、过敏性鼻炎、肾脏病等，也具有改善体质的功能。经常用于治疗与神志、五官、肺胸等部位有关的疾病，例如健忘、头痛目眩、口干舌燥、咽喉肿痛、鼻衄、阳痿、经闭、难产、不孕、水肿等，也可以用于治疗休克、中风、中暑、高血压等疾病。

穴位配伍

涌泉穴配百会、人中，有回阳救逆的作用，主治昏厥、癫痫、休克；配四神聪、神门，有清心安神镇静的作用，主治头晕、失眠、癔症；配太冲穴、百会穴治头项痛；配水沟穴、内关穴主治昏厥；配前顶穴、印堂穴、神门穴主治小儿惊风；配太虚穴、照海穴、鱼际穴主治咽喉肿痛。

穴位剖析

从名字上看，涌是向外涌出，泉是泉水，涌泉的意思就是指源自肾经的经水由此向外涌出，达到体表。本穴为肾经经脉的第一穴，它联通肾经的体内体表经脉，肾经体内经脉中的高温高压的水液由此外涌而出体表。涌泉穴是足少阴肾经的常用腧穴之一，为全身最下部的俞穴，是肾经的首穴，别名：地冲穴。我国现存最早的医学

著作《黄帝内经》中说："肾出于涌泉，涌泉者足心也。"意思是说，肾经之气犹如源源不断的泉水，该泉水的起源就来自于足下，涌出灌溉周身四肢各处。涌泉穴在人体养生、防病、治病、保健等各个方面显示出它的重要作用。

轻轻点按涌泉穴，就可以刺激到足少阴肾经的经水，进而刺激血管的扩张，加快血液循环，加快体内毒素的排出。

穴位按摩

（1）按摩涌泉穴最简单的方法是踩鹅卵石，配合足浴同步进行。可以选择一个边沿中等的足浴桶，最好不要用盆，以免水溅射出来。准备老茅草叶 20 克，艾草 30 克，石菖蒲 40 克，将所有材料择净，一起放入药罐中，加清水适量，浸泡 5～10 分钟后水煎取汁。然后将药液倒入浴盆中，等到温度适宜后进行足浴，泡脚的时候注意水量要能达到小腿肚，顺便刺激一下足少阴肾经在小腿上的穴位，使经脉的阴阳和气血更加通畅。接着将许多块大小适当的鹅卵石洗净，均匀的铺在桶底，双脚微微用力，踩在鹅卵石上，边泡边踩，刺激足底的穴位。每天 1 次，每次浸泡 15～20 分钟，可以治疗头痛头晕，促进人体阴阳气血交融，对慢性疾病也有缓解作用。

注意，这个方法不适合体质虚弱的老年人，尤其是糖尿病患者不太适合。另外体质虚弱的人泡脚时，气血运转很快，容易出汗，需要补充一些水分。

（2）也可以坐在椅子上，先进行足浴，然后用手按摩脚底穴位。先用温水泡脚 10～15 分钟，泡至皮肤微微发红；用双手拇指由涌泉穴向脚后跟内踝下方推按 5 分钟；再由下向上推按至太冲穴 5 分钟，至有酸麻胀痛之感；沿股、下肢外侧中线向下拍打足少阳胆经，至

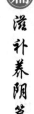

肤色微红即可，每天1次。按摩本穴时，点按法要注意节奏快慢和谐，用力大小适度。

▼ 按摩涌泉穴，刺激经水运行有益长寿

《内经图说》将按摩涌泉穴称为"足功"，称其可以强身健体，益寿延年。此外历代医家也对此十分推崇，例如《难经·第六十五难》中说："所出为井，井者东方春也，万物之始生。"将涌泉穴列入回阳九穴之一，也为天、地、人三才穴之一。经常按摩此穴，则肾精充足，耳聪目明，发育正常，精力充沛，性功能强盛，腰膝壮实不软，行走有力。同时，涌泉穴与人体生命息息相关。涌泉，顾名思义就是水如泉涌，水是生物体进行生命活动的重要物质，水有浇灌、滋润之能。

涌泉穴的医疗作用很强，用不同的手法，可以取得不同的效果，古代文献中记载有摩、擦、揩、攀、掐、揉等多种手法，而现代人最常用的有揉、擦、摩三种，可任选一种，也可数种同用，长期坚持，必有益处。

至阴穴：延缓衰老更年轻

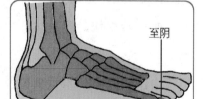

功效 理气活血、散热生气。

位置 至阴穴属足太阳膀胱经，位于人体的足小趾末节外侧，距趾甲角0.1寸。

主治 头痛、昏厥、目痛、鼻塞、鼻出血、胞衣不下、胎位不正、月经不调、难产、滞产等。

穴位配伍

至阴穴配太冲穴、百会穴治头痛；配隐白穴、三阴交穴、京门穴治胎位不正；现代医学常用至阴穴治疗神经系统疾病，如脑出血、脑血管病后遗症，及五官科疾病，如结膜充血、角膜白斑，以及其他一些疾病，如尿潴留、遗精等。

穴位剖析

至，是极致的意思，意为"最"；阴，代表阴性、寒冷、水，是人体中的阴性物质。至阴名意指体内膀胱经的寒湿水气由此外输体表。本穴物质为来自体内膀胱经的寒湿水气，它位于人体的最下部，是人体寒湿水气到达的极寒之地，故名"至阴穴"。

本穴有地部有孔隙与体内相通，为膀胱经体内与体表的气血交换处，故为膀胱经井穴。本穴物质主要是体内输出的温热水气，出体表后散热而凉，散热冷缩并交于足通谷穴，表现出肺金之气的秋凉特征，故其属金。

穴位按摩

用拇指指尖掐按，每次 2~3 分钟，早晚各 1 次，两侧穴位交替进行。

▼艾灸至阴穴治疗胎位不正

胎位异常是一种十分严重的症状，指的是胎儿在子宫体内的位置不正，因为胎儿在子宫内是倒立的，头部朝下，如果位置不正，有可能压着头部，对生命安全有很大的隐患。胎位异常一般发生在妊娠 30 周以后，常见于腹壁松弛的孕妇和经产妇。胎位异常包括臀位、横位、枕后位、颜面位等。以臀位多见，而横位对母亲和胎儿

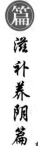

第一篇 滋补养阴篇

的危害最大。由于胎位异常将给分娩带来程度不同的困难和危险，故早期纠正胎位，对难产的预防有着重要的意义。用艾条悬灸至阴穴，除部分子宫畸形、骨盆狭窄、肿瘤等器质性改变所致胎位异常外，大都可获得很好效果。

至阴穴虽然处于小脚趾的边缘，与子宫之间的距离十分遥远，但是中医的经络学说向来不是以距离的远近来治病的，而是要看它们之间的联系。至阴穴是矫正胎位第一经验效穴。操作时，用艾条两支，点燃后对准两足至阴穴，距离以患者能耐受的热力为度，灸至皮肤潮红，时间为 15 ~ 30 分钟。同时嘱患者放松腰带，露出小腹部，为胎位转动创造条件。

根据多次临床试验的观察，发现在艾灸至阴穴后，除了可以增强子宫的活动外，胎儿的心率也在逐渐增快，活动也开始加强。子宫及胎儿的活动幅度、频率在灸后 1 天或当晚达到高峰，异常胎位常在高峰前后自动转正。其效果以腹壁紧张度适中者较好，腹壁过于紧张者效果差，腹壁松弛者则在胎位矫正后又易回复。一般以第一、二次艾灸时效果最为明显，第三次以后效果渐差。从这里可以看出，艾灸至阴穴之所以能够治疗胎位不正，并不是说这种方法有多么神奇的物理特效，而是说通过艾灸至阴穴，能够使胎儿主动增强活动，进而改善胎位不正的情况。施术时间最好选在下午 3 ~ 5点。孕妇排空小便后取仰卧位，宽衣解带，脱去一侧裤子，放松全身肌肉，保持平稳均匀呼吸，双眼自然闭合，意想腹内胎儿转动。施治者如持笔写字状将灸用艾条点燃，对准孕妇足小趾外侧趾甲角后约 1 分处，施温和灸（灸用艾条点燃端与孕妇足小趾外侧的距离约 1 寸，以孕妇觉足小趾外侧温热但不灼痛为度）。孕妇觉有温热感从足小趾延脚外侧面向外踝方向传导，胎儿在腹内频繁活动并有转动时，计时艾灸 20 分钟。艾灸结束以后，孕妇可保持原位仰卧 60 分钟。每天施灸 1 次，妇检 1 次，胎位转正即停施术。

在以往，妇科医生在面对胎位不正时，一般采用胸膝卧位法，借助胎儿的中心改变来促使胎位的转动，这种方法不易操作，必须有专业人士看护，而且高血压及妊高征患者不宜采用。相比之下，艾灸至阴穴矫正胎位的方法就简单得多了，也没有诸多禁忌，这种方法起源于唐代医家张文仲的《太平圣惠方》，具有效果好、痛苦小、经济、安全的优点。

内庭穴：人体内的清热药

功 效 清热和胃，化解积滞，理气止痛。

位 置 内庭穴属足阳明胃经，在足背，在足的次趾与中趾之间，第 2 趾与第 3 趾之间。脚趾弯曲时趾尖碰到处。约第 2 趾趾根下 3 厘米处，脚趾缝尽处的凹陷中，按压有酸胀感。

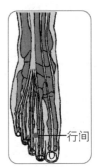
行间

主 治 主治牙龈肿痛、齿龈炎、扁桃体炎、胃痛、跖趾关节痛、风疹块、急性肠胃炎、流鼻血、四肢冰冷、口歪、咽喉肿痛、鼻衄、口歪、口臭、胃热上冲、喉痹、腹胀满、肠疝痛、泄泻、便秘、足背肿痛、发热、烦躁、恶食、小便出血、小腹胀满、肠鸣、耳鸣等。

穴位配伍

内庭穴配合谷穴，具有清热的作用，主要治疗牙痛；配上星穴，

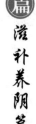

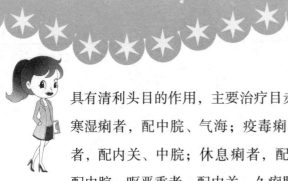

具有清利头目的作用，主要治疗目赤肿痛；配曲池，治疗湿热痢者；寒湿痢者，配中脘、气海；疫毒痢者，配大椎、十宣放血；噤口痢者，配内关、中脘；休息痢者，配脾俞、神阙、足三里；纳呆者，配中脘；呕恶重者，配内关；久痢脱肛者，配气海、百会。

穴位剖析

　　内庭穴是按照穴位的方位和疗效来命名的，人体除了内庭穴之外，足底部还有里内庭穴。"内"是方位名词，指深处；"庭"，指庭院，住宅。内庭穴常用于治疗一些厌恶风、冷、热等外部环境的病症，这些病症的患者大多喜欢静卧家中，闭门独处，不喜欢外出与人交流，所以名叫内庭。

穴位按摩

　　中医认为，内庭穴主要可以祛除寒热症，尤其是胃火，许多由胃火上升引起的病症，如流鼻血、口臭、牙痛、咽喉痛、胃酸、便秘等，都可以通过按摩内庭穴来治疗。内庭穴主要位置在脚的背部，在第二和第三个脚趾间，在取穴的时候，患者采取仰卧位，在第2跖趾关节前方，第2、第3趾缝间取穴。按压时，以一侧拇指的指端按住此穴，稍用力按压，以酸胀感为宜，每侧1分钟，共2分钟，每天坚持按摩。此外，若能同劳宫穴一起按摩效果更佳。劳宫穴为手厥阴心包经上的要穴，在手掌心，第2、第3掌骨之间，握拳屈指时中指尖指向的地方即是。劳宫穴是心包经上的穴位，也有清热泻火的疗效，临床上常用来治疗由于内热引起的口疮、口臭等。

　　按摩内庭穴对于治疗脾火也有很好的效果。日常生活中，有的人刚刚吃完饭，就出现反胃吐酸水的情况，这就是脾热的表现，按摩内庭穴就可以缓解这种症状。每天早晚用大拇指点揉100次，可

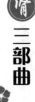

以祛火，从而起到润燥的作用，直接对脾胃起保护作用。

▼ 内庭穴是脾胃之火的克星

在本书前面的那些内容当中，我们已经提到了好几处人体穴位，比如照海、涌泉、太溪等，这些穴位的名称都和水有关，在中医里被称为"井穴"。井穴是人体五俞穴的一种，"井"为地下出泉，形容脉气浅小。人体全身十二经脉各有一个井穴，故又称"十二井穴"。而本章介绍的内庭穴显然不具备井穴的特征，内庭穴属于荥穴。《灵枢·九针十二原》："所溜为荥。"意为脉气至此渐大，就像泉水到了这里逐渐变大，成为小流一样，荥迁未深，所以叫荥穴。

内庭穴最主要的功能就是去脾胃之火，因此常被用来治疗脾火和胃火引起的疾病。而脾胃之火又多由饮食无规律，嗜食辛辣食物、过于油腻食物，以及太甜的食物等等，饮酒过多也会引起胃火，表现为胃中灼热、阵痛，或吐血、鼻血，或牙龈肿痛、溃烂，并伴有口臭、口渴、大便干燥、小便发黄等体征。

经常按摩、针刺，或艾灸内庭穴都有良好的效果，可以改善因脾胃之火上扬而引起的诸多问题。如果您想让痘痘快点儿消失，除了不要吃过于油腻的食物外，可每天用手指指端按压内庭穴，力量要大，依据个人的承受能力，以能接受为度，最好在每天早上7~9点（辰时）按摩，此时胃经当令，效果最佳。

一般来说，胃火大都是吃出来的疾病，这类患者的脾胃虽然已经受损，但是仍然很能吃，吃完之后很快就会饿了，这样也容易引起肥胖。如果想要改变这种症状，也可以找内庭穴来帮忙。内庭穴能够泻胃火，使脾胃回归到安静、平和的状态，降低对食物的渴求，从而起到抑制食欲的效果。

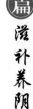

第一篇 滋补养阴篇

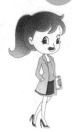

三阴交：妇科疾病特效穴

功效。 滋补肝脾肾，调节气血。

位置。 三阴交穴属于足太阴脾经，在小腿内侧，当足内踝尖上3寸，胫骨内侧缘后方。我们可以用自己的右手平着放在踝尖正上方，这四根手指横着的宽度上方就是三阴交穴。

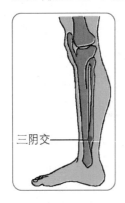

三阴交

主治。 三阴交穴是"十总穴"之一，又汇聚了脾、肝、肾三条经脉，因此可以治疗很多疾病。例如常见的因气虚引起的脾胃虚弱、消化不良、肠鸣腹胀，大便溏泄、急慢性肠炎、细菌性痢疾、肝脾肿大、腹水浮肿、肝炎、胆囊炎等，以及因肾虚引起的肾炎、尿路感染、尿潴留、尿失禁、乳糜尿、疝气等，还可以用于保养子宫和卵巢、改善性冷淡，治月经失调、功能性子宫出血、痛经、带下、阴道炎、盆腔炎、前阴瘙痒、胎位异常、子宫下垂、难产、阴挺、经闭、不孕、遗精、阳痿、阴茎痛等。

穴位配伍

三阴交配足三里治肠鸣泄泻；配子宫穴治疗阴挺；配大敦穴治疝气；配内关穴、神门穴治失眠；配中极治月经不调。

穴位剖析

三阴交，交是交汇的意思，指的是有三条经脉在此处相交，这三条经脉分别是足厥阴肝经、足太阴脾经和足少阴肾经，它们都很重要，又都是属阴的。肝管人体的气机，疏泻的功能；脾是后天之本，气血生化的源头；而肾则是先天之本，储藏人体先天的精气，主人体的生长发育，骨骼强壮等等功能。先天、后天缺一不可，而气机又决定了人体发育的速度，所以这三条经脉放在一起，对人体的影响很大。

流经此处穴位的物质比较复杂，不仅有脾经提供的湿热之气，以及肾经提供的寒冷之气，还有肝经提供的水湿风气，都是阴性物质，符合女性的体质特点。

穴位按摩

（1）点揉法：一般来说，处于人体下肢的穴位都很适合用点揉法按摩，其他种类的按摩方法如擦、搓、掐等很难起到很好的效果，这是因为下肢的肌肉比较丰厚，用力点下去之后再去揉，坚持时间比较长，可以起到持久的刺激作用。拇指立起来，放在穴位的表面，先用力向下按压，再去揉，揉1分钟停下来，间隔一下，再揉1分钟。

（2）点按法：点按法也很适合按摩三阴交穴，原因与上面的点揉法相同。大家可以使用点按法，从三阴交穴沿着胫骨的内侧边缘，依次向上点按穴位。这样的按摩方法对女性的生殖系统非常有好处，因为刺激的这条经脉叫足太阴脾经，脾经对人体的作用，就像一个运输，运化水谷、运化水湿，水和谷物这些固体性的食物，吃到胃里以后经过消化，变成人体可以吸收利用的营养，这些营养要通过脾的转运作用，把它运输到身体所需要的地方去。

（3）艾灸法：将艾条点燃，对准三阴交穴进行艾灸，每次持续10～20分钟。

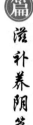

第一篇 滋补养阴篇

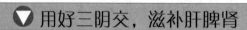

▼ 用好三阴交，滋补肝脾肾

三阴交是肝经、脾经和肾经这三条经脉的交汇处，对于人体健康有着十分重大的意义，合理利用这个穴位，就能改善体质。身体瘦弱的人大多阴虚，脾胃功能不强，不足以分解大量的营养，肝肾的功能也很难强大，因此刺激三阴交穴可以改善气血，滋阴补肾，使身体变得更加健康。对于那些因先天不足或后天厌食导致瘦弱的人群来说，时常按摩三阴交可以提高消化功能，进而起到补血增肥的效果。注意，这里说的增肥，和我们常见的虚胖不是一个概念，虚胖是无用的脂肪太多，而我们通过按摩三阴交增加的体重和脂肪，会均匀地分布在人体实际需要的地方，不会使身材变差。

对于中老年人来说，刺激三阴交穴也是十分有用的，因为刺激该穴能够增强肝肾的生理功能，补充气血。人的衰老和肾的衰弱有直接的联系，中老年人肾中的精气日渐不足，因此身体状况每况愈下，若不调养补虚，恐怕衰老的速度会越来越快。肾精和气血之间的关系是相互依靠、相互滋生的，气血充足，就能化血生精。

按摩三阴交需要长久地坚持下去，才能看见效果，因为它所改变的人的体质，这是人体健康的根本，必须要通过一段时间之后才会有所显现。很多人没有耐心，觉得按摩没有效果，按两天就放弃了，这是十分可惜的。

阴陵泉：滋阴大穴很给力

功效 滋阴养生，健脾利湿。

位置 阴陵泉属足太阴脾经，位于小腿内侧，膝下胫骨内侧

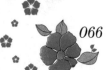

女滋阴养血补肾三部曲

凹陷中，与足三里相对（或当胫骨内侧髁后下方凹陷处）。取穴时，患者应仰卧或侧卧。

主治。 在古人的记述中，阴陵泉主要用于治疗腹中寒，腹中气胀，洞泄不化，不嗜食，肠中切痛，胁下满，水肿，腹坚，小便不利或失禁，寒热，阴痛，遗精，霍乱，足痹痛，鹤膝风，腰腿膝痛，脚气水肿，疝瘕等证。

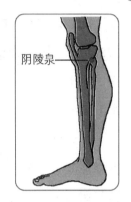

阴陵泉

随着医疗水平的日益发展，以及中医实践水平的不断提高，阴陵泉穴的应用范围也在不断扩大，常被用于治疗各种与湿寒有关的病征，例如泌尿生殖系统疾病：遗尿、尿潴留、尿失禁、尿路感染、肾炎、遗精、阳痿；消化系统疾病：腹膜炎、消化不良、腹水、肠炎、痢疾；妇产科系统疾病：阴道炎、月经不调；其他：失眠、膝关节炎、下肢麻痹。

穴位配伍

阴陵泉配合阳陵泉，可以治疗小便失禁、遗尿等；配合三阴交有温中运脾的作用，可以用于治疗腹寒；配合水分穴，主治水肿；配合承山、解溪、太白等穴，可以治疗霍乱；配合水分、中极、足三里、三阴交等穴，可以用于治疗癃闭腹水；配合三阴交、日月、至阳、胆俞、阳纲，可以用于治疗黄疸。

穴位剖析

阴，指的是阴气；陵，本意是大土山；泉，指源源不断的流水。该穴名意指脾经地部流行的经水及脾土物质混合物在本穴聚合堆积。本穴物质为地机穴流来的泥水混合物，因本穴位处肉之陷处，泥水混合物在本穴沉积，水液溢出，脾土物质沉积为地之下部翻扣的土

第一篇 滋补养阴篇

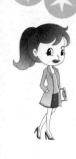

丘之状，故名。

综合起来看，"阴陵泉"这三个字的意思就是源源不断的经水汇聚于此，并在阴气的作用下大量沉积。这些经水是来自脾经地部流行的经水及脾土物质混合物在本穴聚合堆积。本穴物质为地机穴流来的泥水混合物，因本穴位处肉之陷处，泥水混合物在本穴沉积，水液溢出，脾土物质沉积为地之下部翻扣的土丘之状，故名。

在五行当中，阴陵泉归属于"泉"的属性，属水，气血物质为脾经地部的泥水混合物，对外输出的是地部水液，与脾经本身的湿热气血相比，本穴的外传之液体现了水的阴寒润下特性。

穴位按摩

对于阴陵泉的取穴方法，历代医家有多种主张，有的主张患者站立，有的主张患者蹲下，目前最通用的方法是取坐位，或侧卧位，或仰卧位均可，在这样的姿势下接受治疗，患者不容易产生眩晕，也不会因为酸胀感而感到过于难受。用拇指按压在阴陵泉上，其余四指并拢托住小腿肚按而揉之，协同向腓骨小头方向用力，让刺激充分达到肌肉组织的深层，并产生酸、麻、胀、痛、热和走窜等感觉。维持一定力度，用拇指对局部肌肉进行左右弹拨。而后跖屈踝关节，持续数秒后，渐渐放松，如此反复操作数次。每次每穴按揉5～10分钟，每分钟按压15～20次。

▼阴陵泉专治脾湿

阴陵泉是足太阴脾经的合穴，所谓合穴，"所入为合"，指的就是脉气较盛，能够深入脏腑，增强脏腑生理功能的穴位，从四肢百骸到达此处，最为盛大，犹如水流聚合汇入大海。十二正经上都有各自的合穴，分别为：手太阴肺经上的合穴是尺泽穴，手厥阴心包经上的合穴是曲泽穴，手少阴心经上的合穴是少海穴，手阳明大肠经上的合穴是曲池穴，手少阳三焦经上的合穴是天井穴，手太阳小肠经上的合穴是小海穴，足阳明胃经上的合穴是足三里，足少阳胆经上的合穴是阳陵泉，足太阳膀胱经上的合穴是委中穴，足太阴脾经上的合穴是阴陵泉，足厥阴肝经上的合穴是曲泉穴，足少阴肾经上的合穴是阴谷穴。这些穴位控制着十二正经上的气血运行，因此我们在日常生活中要好好利用这些合穴。

　　人在阴虚的时候往往会感到燥热，阴虚的越厉害，燥热的程度越严重，而且这种燥热不与气温成正比。因为人体内的阴阳是成一定的比例的，当阴气耗散的时候，阳气无所依附，只能发散到体表，于是这些热性的阳气就使人觉得非常燥热。经常按摩阴陵泉，能够起到滋阴清热的效果，同时还能呵护脾胃，可谓一举两得。

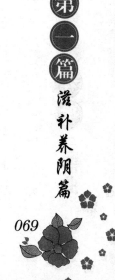

第一篇 滋补养阴篇

第三章
汉方＋药膳，调和阴阳治百病

汉方美容，阴阳调和是根本

汉方美容源于女性的爱美心理

汉方，就是中药，因最早被汉民族使用，并且形成一套完整的体系，因此被称作汉方。汉方美容十分神奇，而且历史悠久，古代有人用燕地红兰花捣汁凝成胭脂（当时称"燕支"），当作口红和面脂使用。红蓝花本身就是一味中药，味辛，性温，无毒，"入心养血，谓其苦温，阴中之阳，故入心。佐当归，生新血"。后来，人们又往胭脂中添加了其他几种药物，如重绛、石榴、山花及苏方木等。

秦汉时期，中医四大经典著作中的三部——《神农本草经》《黄帝内经》和《难经》问世，《伤寒杂病论》则由神医张仲景在东汉末年写成。《神农本草经》中记载了365种药物，其中具有美容作用的药物就有几十种，例如："白芷长肌肤，润泽颜色，可作面脂"；冬瓜子"令人悦泽，久服轻身耐老"；"白僵蚕能灭黑䵟，令人面色好"等。

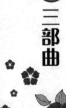

女人滋阴养血补肾三部曲

🌏 阴阳失调的常见表现

阴阳平衡是健康的基础，汉方美容就是要调节体内的阴阳平衡，从根本上解决皮肤问题。如果一个人的体内阴阳平衡，那么他就一定气血充足，精力充沛，脏腑健康，气色良好，抵抗疾病的能力也较强。相反，阴阳失调会导致脏腑功能紊乱，其中一个脏器受损，其他的脏器都会受到影响。因此在平时必须要注意身体的整体调理和养护，还要注意尽早清理体内不利因素，调节平衡、补充营养，达到所谓的"正气存内，邪不可干"。

如果在平时不注意保养身体，就有可能导致身体阴阳失调，不论阴阳哪一方偏盛或偏衰，都可能发生疾病，因此古人说"一阴一阳谓之道，偏盛偏衰谓之疾"。例如，根据阴阳消长的道理，阴盛的病证常常会引起阳衰，而出现怕冷、手足凉、面色苍白、舌质淡、脉弱等阳气不足的症状；阴虚的病证往往会引起阳亢，而出现烦躁、失眠、口干、舌红、脉细数等阳气亢盛的症状。

进入现代社会以后，由于汉方本身的发展迟滞，以及受到西方医学的冲击，汉方的应用范围大幅降低，中医的养生理念也被人们抛之脑后。中医虽然有不完善的地方，但是也有许多合理的成分，这些都是古人在数千年的时间里细心观察、努力研究的结果。许多人出现阳气不足的病证，非常重要的一个原因是过于疲劳，他们的生活压力相对较大，为了实现各种各样的人生目标，在不知不觉中透支着自己的身体健康。

一般来说，阳虚患者最突出的表现是畏寒怕冷，精神萎靡，此外还会出现消化不良的问题；而阴虚患者的表现则与阳虚相对，表现为口干舌燥，即便经常喝水，也还是觉得口干，睡觉时容易盗汗

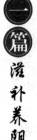
第一篇 滋补养阴篇

等；气虚患者则会表现身体虚弱、面色苍白、呼吸短促、语声低微等；如果夏天出汗特别多，可能是气阴两虚造成的，而出汗过多又会加重气阴的耗伤。

《黄帝内经》中说："阴平阳秘，精神乃治，阴阳离决，精气乃绝。"平就是平衡，秘就是固密，意思是阴阳平衡，阳气稳固的话，身体就会健康，精神也充足；如果阴阳失衡，疾病就会随之发生。阴阳轻度失衡，人就会出现亚健康症状，阴阳中度失衡，人就会患上一般疾病，阴阳重度失衡，那人们患上的可能就是重病了。当今社会的许多疾病，如高血压、冠心病、糖尿病等，都和人的脏腑失调密切相关。

怎样调和阴阳

对于阴阳平衡的重要性，本书已经多次强调，相信大家早已牢牢地记在脑子里了，可是怎样才能做到阴阳调和呢？在日常生活中，我们要注意哪几个方面呢？

第一，要注意保持寒热平衡。为什么呢？因为药物和食物都有寒热的属性，寒伤阳，热伤阴，如果不能很好地维持寒热的平衡，势必要影响到阴阳平衡。前面提过，中医治疗原则有一条是寒者热之，热者寒之，就是要寒热平衡的意思。夏天炎热，适宜喝清凉解暑的绿豆汤；冬天严寒，吃点热腾腾的东西会让人充满活力。维持膳食的寒热平衡，是使体内寒热两相宜的妙法。

第二，要保持气血的顺畅。在中医的理论中，气和血都是人体内的物质，相比之下，气属于阳，血属于阴，要维持体内阴阳平衡，气和血的平衡自然是非常重要的了。由于每个人气血失衡的程度、特点不同，所采取的方法也是不一样的，轻者可以用食疗、药茶、

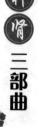

按摩等，稍重者可以用艾灸、针刺、中药等。当然，最关键的一条还是自己要心定、气顺。

第三，要保持燥湿平衡。无论是过于干燥，还是过于潮湿，都不利于人体的健康。人体中有百分之七十是水分，如果体内水分缺乏，就会出现津亏，表现为口干、便结、皮肤干燥等症状。另外，人体内的水分同样也不能太多，水分积得过多就会引发湿症等疾病。

只要在日常生活中做到了以上几点，那么体内的阴阳平衡就水到渠成了，身体自然能够保持健康。

食物的四性五味和归经

食物的四性五味

中华医学有一个十分重要的理论，认为药物和食物是同脉相连的，即"药食同源"，药物可以当作食品，食物也有一定的药用疗效。药物具有许多特性，同样可以应用到食物上，包括食物的四性、五味、升降沉浮、归经等，其中的本质是食物的性质和功能。

四性，原本所指的是中药材的四种特性，即寒、热、温、凉，食物同样具有这样的特点。温和热为同一性质，寒和凉为同一性质，它们只是程度上的不同。寒凉性食物常有清热、泻火、解毒等作用，而温热性食物常具有温阳、救逆、散寒等作用。此外，还有介乎寒和热、温和凉之间，不寒不热，不温不凉的平性食物。平性食物的功能介于二者之间，常具有健脾、开胃、补肾、补益身体等作用。

五味，包括酸、甘、苦、辛、咸，原本的含义是味道，可是后来人们发现每种味道的食物都有一定的药物作用，因此五味也用来

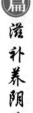

第一篇 滋补养阴篇

指代作用。《黄帝内经》中就说"谷有五味……各有所走……以溉五脏"，意思是不同的味道会对不同的脏腑器官发生作用，概括起来说就是：酸走肝，苦走心，甘走脾，辛走肺，咸走肾。《本草备要》里说："酸者能涩能收，苦者能泻能燥能坚，甘者能补能缓，辛者能散能横行，咸者能下能软坚，淡者能利窍，能渗泄，此五味之用也。"除上述五味外，还有淡味和涩味，其中淡味食物具有渗湿、利尿的作用，涩味食物具有收敛因涩的作用。在日常生活中，甘味食物最多，咸味和酸味次之，辛味食物再次之，苦味食物最少。五味之外，还有芳香味。芳香性食物大多具有醒脾、开胃、行气、化湿、化浊、爽神等作用。

食物的四性和五味最早都是由人的口感决定的，和医疗作用的关系不大，可是随着中医学的发展，人们对性味有了更深的认识，因此性味发展成为抽象的概念，即以食物的性质和作用来确定食物性能理论中的味。

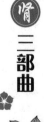

🐾 食物的升降浮沉

升降沉浮也是中医学的概念，指的是食物作用的四种趋向。升指上升，浮指发散，二者同属阳，作用方式也很相似，都是向上向外的，有升阳、发表、散寒、催吐等作用。降指下降，沉指泻利，二者同属阴，因此它们之间存在许多共同点，有潜阳、降逆、泻下、利尿等作用。大多数食物的特性比较固定，但是也有少数食物具有双向作用，如生姜既能发汗以解表，又能降逆以止呕。

在正常情况下，人体的功能活动有升有降，有浮有沉。升与降，浮与沉的相互平衡就构成了机体的生理过程；反之，升与降、浮与沉相互失调和不平衡又导致了机体的病理变化。若机体出现了上述病理变化，则可利用食物或药物的升降浮沉的作用来治疗。如久泻脱肛、子宫下垂，当用能够上浮的食物或药物升阳举陷；若肝阳上亢、头痛眩晕，当用沉降药或平肝洛阳的食物。

需要说明的是，食物的升降浮沉与烹调方法有关，如醋炒后则收敛、姜汁炒则散、酒炒则升、盐多则下行等。

食物的归经

归经指的是药物对经络的作用，经指的就是经脉，例如手太阳小肠经、足太阳膀胱经等。食物的归经理论是前人在长期的医疗保健实践中，根据食物作用于机体脏腑经络的反应而总结出来的。这一理论表现了食物对人体某些脏腑、经络的突出作用，它表明了食物的重点选择性，例如寒性食物虽然都有清热的作用，但是它们的作用范围不同，有的偏于清肺热，有的偏于清肝热，有的偏于清心火等。

还需说明的是，食物的归经与五味也有一定的联系，例如辛味食物大多归肺经，甘味食物归脾经，酸味食物归肝经，苦味食物归心经，咸味食物归肾经。

归心经的食物：百合、龙眼肉、莲子、酸枣、小麦等。

归肝经的食物：马齿苋、芹菜、枸杞子、黑芝麻、茴香等。

归脾经的食物：粳米、小米、大豆、大枣、猪肉、莲藕等。

归肺经的食物：梨、甘蔗、荸荠、枇杷、白果、罗汉果等。

归肾经的食物：猪肾、羊肾、海参、海马、桑葚、黑豆等。

归胃经的食物：粳米、小米、糯米、土豆、萝卜、牛肉等。

归膀胱经的食物：刀豆、玉米、冬瓜、肉桂、茴香等。

归大肠经的食物：马齿苋、茄子、苦瓜、苦菜、荞麦、木耳等。

归小肠经的食物：食盐、赤小豆、冬瓜、苋菜等。

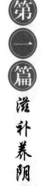

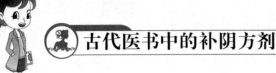

古代医书中的补阴方剂

方剂是中药的载体，中药需要通过各种比例的搭配，制成汤剂、药丸等各种形式，才能够便于保存。随着中医药事业的蓬勃发展，近年来方剂的剂型也在不断创新，主要目的是方便使用，提高药材的功效和利用率。这些新剂型中，有的是出传统剂型改革而成，有的则为全新剂型。

常见的中医方剂种类

汤药：汤剂是中医最古老的方剂类型，把药材放入容器中，将药材和水按照一定的比例配合，煎煮一定时间，去掉药渣即成汤剂。相对于直接食用草药而言，汤剂使药物的有效成分能够更方便地被人体吸收，并可以随症加减，灵活运用。人们能够更加积极、有效、充分地利用药材，促进医学、药学的发展。

药丸：药丸与汤药的形状完全不同，它是将药物研成细末之后，制成的圆形颗粒状的药物。丸剂在体内分解需要一定的时间，停留期间也较长，也就是起效时间慢，但持续时间长，而且药丸的贮存与服用都比汤剂更方便，因此在古代常被用于治疗患有慢性疾病的患者。药丸在生产过程中需要食用一些赋形剂，如酒、醋、药汁等，制成的药丸又可以分为水丸、蜜丸、糊丸等。

药膏：药膏的状态处于药丸和汤药之间，是将药物用水或植物油煎煮之后，浓缩而成的药物种类。我们常见的药膏有两种，一种是外敷的，也就是"狗皮膏药"，以前的人们将其做成固体状或半固体状，渐渐溶化或软化而作用于局部，可涂于皮肤表面，治疗外科、皮肤科的疾病；还有一种药膏可以用作内服，例如川贝枇杷膏，这

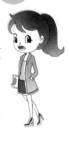

一类是将药材反复煎煮，去渣取汁浓缩，再加蜂蜜或砂糖、冰糖煎熬成膏状制成。

散剂：散剂为药物研碎后干燥均匀的粉末。粉末颗粒有粗有细，应用途径有内服与外用，还有极细粉的散剂可用于五官科。

药茶：茶剂为散剂的变型，是散剂或与合剂混制的固体，是可以像茶一样饮用的剂型，例如现在药房里出售的板蓝根颗粒。

丹药：丹剂最初是伴随着炼丹术出现的，从历史记载中可以看出古代的丹药也有外用和内服两种。

药酒：药酒是以酒浸泡药材制成的药物，酒可以祛风活络，通经止痛，又能防腐，故药酒常用于风湿痹痛、跌打损伤，或身体虚弱需要长期滋补的情况。

 一阴煎

【方源】《景岳全书》卷五十。

【组方】生地黄、芍药、麦门冬、丹参各6克，熟地9克，牛膝5克，甘草3克。

【制作与用法】将所有药物水煎服用，每日煎2次。

功　效 滋阴补肾，清热降火。

【临床应用】❶ 治疗肾阴虚亏，而脉证多阳，虚火发热及阴虚动血者。❷ 治疗外感热邪，屡用发散药物，发汗较多，脉气虚弱而烦渴不止及潮热不退者。

【应用注意事项】❶ 脾胃虚寒、大便溏稀者不宜服。❷ 如肾阴不足，伴有气虚者，可加用人参3克。

 二阴煎

【方源】《景岳全书》卷五十一。

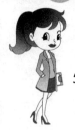

【组方】生地黄、麦门冬各 15 克，酸枣 10 克，黄连、生甘草各 5 克，白茯苓、玄参、木通各 9 克，灯芯草 20 根。

【制作与用法】水煎服，每日 1 刘，每剂煎 2 次。

功效 滋阴清热，宁心安神。

【临床应用】❶ 辅助治疗阴虚有火的精神分裂症患者，证见惊狂失志，多言多笑而不能自制，口苦咽干，夜间难入眠，舌质红，无苔或少苔，脉细。❷ 辅助治疗有心肾阴虚表现的冠心病病人，证见心悸心烦，失眠多梦，口苦咽干，大便干结，舌质红，无苔或少苔，脉细。

【应用注意事项】❶ 外感风邪者不宜服。❷ 脾胃虚寒、大便溏稀者不宜服。

 八味安神场

【方源】《中国中医秘方大全》。

【组方】北沙参、茯神、麦门冬、淮山药各 15 克，龙齿 12 克（先煎 10 分钟），寒水石 10 克，生甘草 5 克，灯芯草 20 根。

【制作与用法】水煎服。每日 1 剂，每剂煎 2 次。

功效 补阴益气，宁心安神。

【临床应用】治疗肾阴虚表现的神经衰弱，证见心烦失眠，多梦遗精，头晕，耳鸣，舌质红，脉细。

【应用注意事项】脾胃虚寒、大便溏稀者不宜服。

 人参宁神汤

【方源】《嵩崖尊生全书》卷十一。

【组方】人参 3 克，茯神、五味子、生地黄、知母、天花粉、葛根各 10 克，竹叶、粉甘草各 5 克。

【制作与用法】水煎服。每日1剂，每剂煎2次，分2次温服。

功 效 益气补阴，清热宁神。

【临床应用】❶辅助治疗有气阴两虚表现的糖尿病患者，证见口干舌燥，多饮多尿，神疲肢软，心悸易汗，舌质淡红，苔少或无苔，脉细。❷治疗有气阴两虚表现的神经衰弱，证见失眠多梦，头晕目眩，耳鸣，夜间口干，腰膝酸软，神疲乏力，舌质红苔，脉细。

【应用注意事项】❶外感风邪时不宜服。❷脾胃虚寒、大便溏稀者忌服。

麦冬：滋阴去火的上品

麦冬，即麦门冬，为百合科常绿草本植物麦门冬的块根。产于我国各地，野生或栽培都有。一般在夏季采挖，晒3~4天，再堆积在一起，使其反潮，之后再晒干。麦冬的根茎比较粗，中间或近末端一般长成纺锤形。夏季开淡蓝紫色花，花茎较叶丛短，具花8~10朵。虽然麦门冬貌不惊人，但是它的生命力十分。麦门冬十分耐阴、耐旱、耐寒，也不怕土地贫瘠，不会受到病虫害的困扰，在马路旁、花坛边、树荫下，不加管理也照样能够生长。古人十分喜爱麦冬的这种特性，称其为沿阶草、不死药。

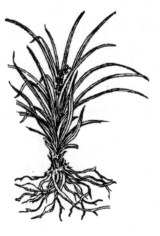

麦冬是常用的补阴强壮药，在《神农本草经》中就已经有对它的叙述了，认为它"久服轻身，不老、不饥"，将其列为上品。麦冬

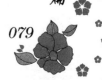

的主要功能是养阴润肺，益胃生津，清心除颤，对于口渴咽干，心慌失眠、大便干结等都有较好的疗效。按照古代药物学家的说法，使用麦冬时应去掉麦冬的芯，即块根中央的木质部，否则会有"令人心烦"。因此现在清养肺胃之阴一般去芯用；滋阴清心火一般连芯用。

【性味归经】味甘、微苦，性微寒。归肺、心、胃经。

【功效主治】养阴润肺，治疗肺热燥咳及阴虚劳热咳；益胃生津，治疗胃阴不足所致的舌干口渴、肠燥便秘等症；清心除烦，治疗阴虚血热所引起的心烦不眠；润肠通便，治疗阴虚肠燥引起的便秘。

【用量用法】常用8~25克。

【临床配伍】麦冬配沙参、桑叶、杏仁、阿胶等，治肺热燥咳痰粘；麦冬配贝母、知母、生地、地骨皮、阿胶等，治阴虚劳嗽咯血；麦冬配沙参、生地、五竹等，治胃阴不足所致的舌干口渴，食欲缺乏；麦冬配生地、丹参、黄连、竹叶等，治心烦失眠，属热病高热伤阴证。

【现代药理学】从现代药理学研究看，麦冬含有多种团体皂苷、维生素A、黏液质、谷甾醇、豆甾醇、氨基酸等，有如下功能：有降血糖作用，并促使胰岛细胞恢复；有升高白细胞，延长抗体存在时间，提高免疫功能和核酸合成率；有促进抗体、补体、干扰素、溶菌酶等免疫物质的产生，阻止血管内瘢痕的形成作用；对枯草杆菌、大肠杆菌、白色葡萄球菌等均有较强的抑制作用。

【食用禁忌】脾胃虚寒泄泻者忌服；胸闷困重，食少口腻，咳喘淡稠量多的痰湿盛者，不宜服用；麦冬忌与鲫鱼同食。

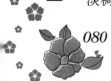

女

滋阴养血补肾三部曲

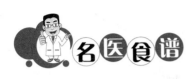

名医食谱

灯芯麦冬鸡肉汤

原料 鸡肉 300 克，灯芯草 8 克，麦冬 20 克，百合 10 克，盐、姜片各适量。

制作 ❶ 将灯芯草和麦冬洗净，百合洗净、泡软，分别放入盘中备用；

❷ 鸡肉切块、洗净，装盘备用；

❸ 锅里加入水和姜片，大火烧开；

❹ 水开后，放入鸡肉飞水，然后将鸡肉放入冷水中冲洗干净；

❺ 将鸡肉放入锅里，加入灯芯草、麦冬、百合，一起煲煮 1 小时。

功效 温中益气、补精益髓、滋阴润肺。

麦冬石斛茶

原料 百合、麦冬各 10 克，石斛 6 克，蜜枣 2 个。

制作 ❶ 用刀将蜜枣对半剖开，百合、石斛、麦冬用清水浸泡 15 分钟左右；

❷ 将所有材料放入炖锅中；

❸ 加入 1000 毫升的清水，煮沸即可。

功效 益胃生津，滋阴清热。

玉竹：清热宁神的滋补品

玉竹，原名葳蕤，为百合科植物。因其叶子光莹如竹，根茎长

而多节，古人名之为玉竹。玉竹是广东人常用的煲汤药材，配搭沙参、薏米、淮山、桂圆、百合、莲子等，即成粤式驰名汤水"清补凉"，有润燥的功效，也是秋燥季节的合时食疗汤膳。中医认为玉竹有滋阴润肺、生津养胃的功效，临床常用于肺胃阴伤、燥热咳嗽、咽干口渴、内热消渴，常与麦冬、沙参等配伍煎服。

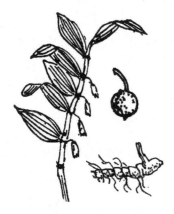

玉竹味甘多脂，属滋阴养气补血之品，古人称玉竹平补而润，兼有除风热之功，故能驻颜润肤，祛病延年，延缓衰老。《神农本草经》列它为养颜上品。在古代，玉竹经常被用于治疗肺虚干咳、心烦口渴、消化不良等症，现代中医有时也用它来辅助治疗心悸、心绞痛等症。

玉竹的药用部分是根茎，干品质地硬脆玉竹既可生用，又可加工成熟品，加工方法主要是火炒和蜜炙，称炒玉竹和制玉竹。

【性味归经】味甘，性微寒。入肺、胃经。

【功效主治】养阴润燥，治秋燥伤胃阴；除烦止渴，治热病阴伤、咳嗽烦渴、虚劳发热、消谷易饥、小便频数等；治头晕眼花、目赤肿痛等；养胃阴，清胃热，主治燥伤胃阴、口干舌燥、食欲缺乏等。

【用量用法】每次服用 6～12 克。

【临床配伍】玉竹配沙参、麦冬、桑叶，治疗肺胃燥热，阴液不足，干咳少痰，口燥咽干等；配杏仁、紫苏叶、前胡、桔梗，疏散燥邪、润肺止咳，治凉燥伤肺；配生地、知母、贝母，治阴虚劳嗽；配沙参、麦冬、生地、冰糖，治胃火伤阴，饥不欲食，口舌干燥等；

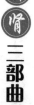

配天花粉、山药、生地黄、生葛根，滋阴清热、生津止渴；配薄荷、豆豉、桔梗，治阴虚身热，微恶风寒，干咳痰少，心烦口干等。

【现代药理学】玉竹中含有铃兰苦甙、铃兰甙等物质，能够治疗心悸、心绞痛，对肾上腺素引起的高血糖有显著的抑制作用。玉竹中有抗氧化成分，可调节人体免疫力，抑制肿瘤的生长，静脉注射可使血压暂时下降。

【食用禁忌】玉竹忌铁器，服用时应加以注意；脾虚便溏者慎服，痰湿内蕴者禁服。

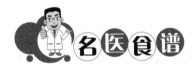

名医食谱

玉竹粥

原　料 玉竹 20 克，粳米 100 克，冰糖适量。

制　作 ❶ 将灯芯草和麦冬洗净，百合洗净、泡软，分别放入盘中备用；

❷ 鸡肉切块、洗净，装盘备用；

❸ 锅里加入水和姜片，大火烧开；

❹ 水开后，放入鸡肉飞水，然后将鸡肉放入冷水中冲洗干净；

❹ 将鸡肉放入炖锅里，加入灯芯草、麦冬、百合，一起煲煮 1 小时。

功　效 滋阴润肺，生津止渴。

沙参玉竹猪腿汤

原　料 玉竹 30 克，沙参、百合各 20 克，莲子 80 克，红枣 3 枚，猪腿肉 500 克，盐适量。

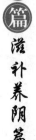

第一篇 滋补养阴篇

制 作 ① 将百合、莲子放在清水中浸泡一个小时，然后洗净，备用；

② 玉竹、沙参、红枣洗净备用；

③ 猪腿肉沿根切开，洗净，放入沸水中焯烫 2~3 分钟，捞起备用；

④ 在锅内加入足量的清水，加入所有材料，大火煮沸，转小火熬 2 个小时；

⑤ 出锅前加盐调味即可。

功 效 滋阴清热，宁心安神。

沙参：止咳化痰养肺阴

沙参，又名泡参、泡沙参，分为南沙参和北沙参两种。南沙参是为桔梗科植物沙参、云南沙参、泡沙参、杏叶沙参、轮叶沙参及

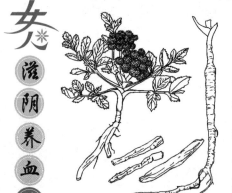

其同属数种植物的根，北沙参是伞形科植物珊瑚菜的根，在应用时须加以区别，避免混用。一般来说，南沙参产于我国南方，而北沙参产于我国北方，二者因为地理位置的不同而命名。南沙参体干肥粗，头粗身细，体轻质松；北沙参体干细长，两头较细，体重质硬。最初沙参没有南北之分，直到清代才有所分别。一般认为南北沙参的药效相似，都属于养阴药物，具有养阴清肺，益胃生津的功效，但是侧重点不同。南沙参偏于清肺祛痰止咳，北沙参偏于滋养胃阴，生津止渴。

【性味归经】味甘、微苦，性微寒。归肺、胃经。

【功效主治】养阴清肺，化痰益气。用于肺热燥咳、阴虚劳嗽、干咳痰黏、气阴不足、烦热口干。主治气管炎、百日咳、肺热咳嗽、咯痰黄稠。

【用量用法】内服：煎汤，10～15克，鲜品15～30克，或入丸、散。

【临床配伍】南沙参配麦冬、杏仁、川贝母、枇杷叶，治疗慢性支气管炎，干咳无痰或痰少而黏；南沙参配麦冬、甘草，有强壮止咳作用，治疗干咳无痰；南沙参配麦冬、玉竹、白芍、佛手、延胡索，治疗胃阴不足，胃部隐痛，可用于慢性胃炎和胃神经症等；南沙参配麦冬、甘草、桔梗、金银花、连翘、胖大海，可用于治疗食道炎、胸骨刺痛、吞咽困难等，有明显疗效，且复发率低；南沙参与鸡蛋同煮，食蛋，可治疗虚火牙痛；北沙参配麦冬、知母、川贝母、怀熟地、鳖甲、地骨皮，治阴虚火炎，咳嗽无痰，骨蒸劳热，肌皮枯燥，口苦烦渴等证。

【现代药理学】通过现代医疗科技，可以从沙参中分离出四种化学物质：β-谷甾醇，β-谷甾醇-β-D-吡喃葡萄糖甙，蒲公英赛酮及二十八碳酸。

对免疫功能的影响。在科学实验中，科学家们对小白鼠腹腔注射杏叶沙参煎液0.5克，结果发现小白鼠体内的淋巴细胞和T细胞的数量明显增加，巨噬细胞吞噬百分率获得显著提高，这意味着沙参可以提高机体细胞免疫和非特异性免疫的能力。

此外，沙参还具有祛痰作用，以及抗真菌作用和强心作用。

【食用禁忌】体内无实热、风寒咳嗽者禁服；不宜与藜芦同用。

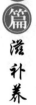第一篇 滋补养阴篇

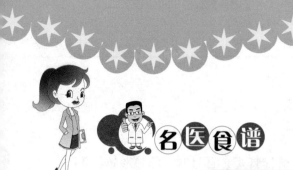

名医食谱

石斛沙参玉竹汤

原料 石斛10克，沙参、玉竹各15克，猪排骨200克，鸡爪2只，盐适量。

制作 ① 将石斛、沙参和玉竹放入清水中稍微浸泡，清洗干净备用；

② 猪排骨剁块，鸡爪去甲，放入沸水中焯烫，然后捞出洗净，沥干备用；

③ 将所有材料放入炖盅，加入适量清水，大火煮沸后转小火，炖2小时；

④ 出锅前加入适量盐，即可食用。

功效 润肺滋阴，增强免疫力。

沙参玉竹玉米汤

原料 沙参、玉竹、枸杞各10粒，红枣8枚，玉米一根，胡萝卜半个，猪瘦肉200克，盐少许。

制作 ① 玉米和胡萝卜切块，瘦肉切小，其余食材洗净；

② 将沙参、玉竹、红枣和玉米、胡萝卜、瘦肉一起放入炖盅，加入适量水；

③ 中火炖2小时；

④ 加入枸杞，小火继续炖半小时，出锅前加适量盐即可。

功效 滋阴养胃，安神补脾。

女

滋阴养血补肾

三部曲

桑葚：补益肝肾清心火

桑葚是桑树的果实，食用历史非常久远。在古代传说中，黄帝命嫘祖发明了"养蚕缫丝"，即栽种桑树，培育蚕蛹，并且织造丝绸。蚕以桑叶为食，而桑树上结出的果实就成了人类的美味。桑葚具有良好的滋阴效果，尤其是对肝肾的滋阴效果最好。人在夏季高温的炙烤下容易心火旺盛，心火旺也分虚证和实证，一般虚证的表现是悸烦不宁，寐少梦多，手足心热，盗汗，口干舌燥或舌疮频发等，对于虚证人群来说，滋阴比清火更加重要。经常食用桑葚有助于清除火气。

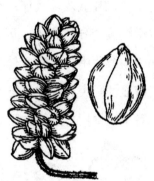

桑葚可以直接食用，也可以用其酿成果酒。用桑葚酿制的桑葚酒，营养价值远远高于普通的葡萄酒，其中对于人体心脏及免疫系统具有保护作用的硒元素含量比葡萄酒高 12 倍，蛋白质大约是葡萄酒的 8 倍，赖氨酸约为葡萄酒的 9 倍，抗氧化物质等也远远高于葡萄酒。桑葚酒是果酒之中的极品，具有滋补、养身及补血之功效。

【性味归经】味甘酸，性微寒。入心、肝、肾经。

【功效主治】补肝益肾，滋阴熄风。治肝肾阴亏、便秘、目暗、耳鸣、瘰疬、消渴、关节不利。

【用量用法】每次 150 克。

【临床配伍】桑葚搭配何首乌、旱莲草、女贞子等药，可以用于阴血不足所致的眩晕耳鸣，虚烦失眠，须发早白等，熬膏持续服用，对失眠、头昏、心烦有效；桑葚与麦冬、石斛、玉竹、天花粉搭配，

第一篇 滋补养阴篇

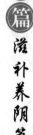

可以用于阴虚津少，消渴口干；桑葚与火麻仁、生首乌、生地、枳壳搭配，可以用于肠燥便秘。

【现代药理学】桑葚中含有糖、鞣酸、苹果酸及维生素 B_1、维生素 B_2，维生素 C 和胡萝卜素等营养成分，具有良好的保健作用。桑葚油的脂肪酸主要由亚油酸和少量的硬脂酸、油酸等组成。桑葚中还含有琥珀酸、酒石酸，以及丰富的矿物质，如钙、磷、铁、铜、锌等。经检测，桑葚中的硒含量高达 68 微克／千克，保健作用远远高于苹果。

【禁忌】桑葚未成熟时是青色，不可食用，成熟以后变成黑色或紫色，补益效果最佳；桑葚在熬煮时会分泌酸性物质，跟铁产生化学反应会导致中毒，因此熬桑葚时忌用铁器；桑葚不宜过量食用，因为桑葚中含有溶血性过敏物质及透明质酸，过量食用后容易发生溶血性肠炎；脾虚便溏者亦不宜吃桑葚；桑葚含糖量高，糖尿病患者不宜食用；过量食用桑葚会导致鼻子出血，孕妇不宜食用。

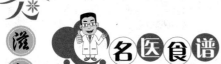

桑葚酒

原料 新鲜桑葚 1000 克，冰糖 300 克，白酒 1000 克，盐少许。

制作 ❶ 将新鲜的桑葚放到清水里加一勺盐浸泡半小时，捞出晾干待用；

❷ 将桑葚和白糖倒入锅中，以中火熬制；

❸ 熬制的过程中，必须用大勺搅拌，待煮沸再熬半小时；

❹ 将煮好的桑葚晾凉，和白酒倒入玻璃缸，放置于阴凉处发

醇，时间越久，味道越醇。

功效 滋阴、补血、润燥。

蜜饯桑葚

原料 桑葚 500 克，纯净水 100 克，蜂蜜 250 克。

制作 ① 将桑葚洗净，放入砂锅内或不锈钢锅内，加入蜂蜜和水。

② 文火熬煮，煮沸后冷却，装入瓶中即可。

功效 滋阴、补血、润燥。

地黄：滋补肾阴须清热

熟地黄又被叫作熟地，是生地黄经过炮制以后制成的中药，期间以砂仁、酒、陈皮为辅料，反复蒸晒至颜色变黑、质地柔软即为熟地。中医很早就已经开始使用地黄了，大约成书于 5 世纪的《雷公炮炙论》中就已经详细论述了地黄的炮制方法。熟地有很好的养生食疗的作用，可以抵抗癌细胞的扩散，能起到提高免疫力的功效，还有强心及利尿的功效，对于人体的肾脏也很有好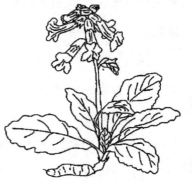处，能起到补肾的功效。我们可以用熟地黄来治疗血虚，女性月经不调也可以求助于熟地黄。

生地黄和熟地黄的药性相近，但是有所区别，《本草纲目》中记载："地黄生则大寒，而凉血，血热者需用之；熟则微温，而补肾，

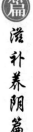
第一篇 滋补养阴篇

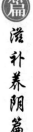

血衰者需用之。男子多阴虚，宜用熟地黄，女子多血热，宜用生地黄。"地黄属于双子叶玄参科植物，秋季挖根，去除泥沙，即为鲜地黄。将地黄缓缓炽焙至约八成干入药，即为生地黄。生地黄性寒，可以凉血；熟地黄性温，可以补肾。因此在临床使用中，阴虚患者宜使用熟地黄，而血热患者宜使用生地黄。

【性味归经】味甘，性寒。归肝、肾经。

【功效主治】补肾阴，补血滋阴，益精填髓。用于血虚萎黄、心悸怔忡、月经不调、崩漏下血、肝肾阴虚、腰膝酸软、骨蒸潮热、盗汗遗精、内热消渴、眩晕、耳鸣、须发早白等。

【用量用法】10～15克，煎服。

【临床配伍】熟地黄搭配当归、阿胶、陈皮，可以提高血红蛋白和红细胞的数量，改善贫血症状；生地黄搭配黄连、天冬，可以防治高血压、高血糖；生地黄搭配甘草，可以用于治疗传染性肝炎；鲜生地黄搭配鲜侧柏叶、鲜艾叶、鲜荷叶，可用于治疗鼻出血；生地黄配合连翘、黄芩、麦冬、玄参，可用于治疗白喉。

【现代药理学】在临床试验中，用地黄中的有效部分（R-BP-F）对小鼠进行腹腔注射，发现对实验性糖尿病有良好的治疗作用；地黄能够缩短血液的凝固时间，因此具有一定的止血作用；在临床试验中，将地黄和甘草混合使用，能够对肝炎起到一定的治疗作用，促进肝功能恢复。

【禁忌】医书中记载，地黄在炮制、煎煮过程中不可使用铜、铁器，否则会伤损肾气，应当以瓷器收藏；忌葱、蒜、萝卜、猪血；肾阳虚患者，并有腰膝酸软、夜间小便增多、手脚冰凉、食欲缺乏等，不可服用地黄；脾胃亏虚、痰湿偏盛者忌服。

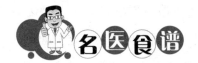 **名医食谱**

生地党参汤

原料 瘦肉 250 克，生地、党参、枸杞各 15 克，盐适量。

制作 ❶ 将生地洗净，切成块；瘦肉洗净切成块；党参、枸杞子洗净备用；

❷ 锅内放水，把所有材料倒入，开大火烧开；

❸ 用汤勺将浮沫撇去；

❹ 再开小火慢慢煲 1.5 小时，关火前 5 分钟加盐即可。

功效 健脾、补肺、益气。

生地老鸭汤

原料 老鸭 300 克，生地、玉竹各 20 克，干红枣 5 枚，党参 15 克，姜、盐各适量。

制作 ❶ 老鸭洗净，砍成块状；红枣、生地、玉竹洗净，党参洗净切段，姜切片。

❷ 全部材料放入锅中，放一点底盐，大火煮沸后转小火，熬 2 小时。

❸ 出锅前再加适量盐即可。

功效 安神、补脾胃。

鸭肉：夏季美食的首选

夏天气温偏高，人们都想降温，那么有没有一种食物，既能满足人们的口腹之欲，又不会增加太多热量呢？答案就是：鸭肉。研

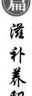

第一篇 滋补养阴篇

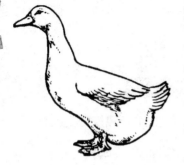

究表明，鸭肉性味甘、咸、平、微寒，入胃、肾经。根据中医热者寒之的原则，特别适合苦夏、上火、体内生热者食用。夏季食用鸭肉，不会过于肥腻，不会引起上火等问题。既能补充炎热季节中过度消耗的营养，又可祛除暑热给人体带来的不良影响，因此在保持荤素合理搭配的基础上，鸭肉绝对可以作为夏季食用肉类的首选。

【性味归经】味甘、咸，性平、微寒。入胃、肾经。

【功效主治】滋补，养胃，补肾，除痨热骨蒸，消水肿，止热痢，止咳化痰。

【用量用法】内服：适量。

【临床配伍】鸭肉搭配熟地或麦冬、沙参、玉竹，具有滋阴补肾的效果。

【现代药理学】鸭肉中含有多种营养成分，其中不仅包括蛋白质、脂肪、碳水化合物这三大营养素，还有钙、磷、铁等矿物质，以及维生素 B_1、维生素 B_2 等维生素。其中 B 族维生素和维生素 E 的含量高于其他肉类，能有效抵抗脚气病，神经炎和多种炎症，还能抗衰老。凡体内有湿热、虚火过重的人适合吃鸭肉，特别是有低热虚弱、食欲不振、咽燥口干、便秘少尿、脾虚水肿、自汗虚汗、遗精早泄及女子月经不调、赤白带下等患者更为适宜。

【禁忌】鸭肉性寒，因此不适合与鳖肉同食，否则会令人阴盛阳虚、水肿泄泻；鸭肉可以补虚，但是有体寒症状者不宜食用，因着凉而引起的食欲减退、腹泻腹痛、痛经等症，都不宜食用鸭肉。

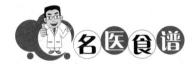
名医食谱

啤酒鸭

原料 鸭子半只，啤酒一罐，八角、桂皮、香叶、生姜、蒜瓣、干辣椒、食用油、酱油、料酒、盐、糖各适量，蚝油3茶匙。

制作 ❶ 将所有食材洗净，鸭肉剁块，干辣椒、蒜瓣、生姜切好备用；

❷ 锅里加水，加入少许姜片和适量料酒，水开后放入鸭肉焯烫，去掉浮沫和血；

❸ 捞出鸭肉，用清水冲洗干净，沥干水分；

❹ 炒锅烧热，加油，爆香姜片和蒜瓣，再倒入鸭肉翻炒；

❺ 加入八角、桂皮、香叶，和鸭肉一齐煸香；

❻ 加酱油、盐、蚝油和少许白糖翻炒片刻，使鸭肉入味；

❼ 倒入一罐啤酒，大火烧开后，改小火加盖焖煮至浓汤收汁，再加干辣椒翻炒片刻即可。

功效 大补虚劳，滋五脏之阴。

炒鸭胗

原料 鸭胗5个，青椒、生姜、花椒、郫县豆瓣、白糖、蚝油、淀粉、料酒、蒜头、葱各适量。

制作 ❶ 锅内倒入适量清水，加入一小匙料酒，烧开，放入洗净的鸡胗，烫1分钟后捞出；

❷ 鸭胗过冷水，凉后切片，加盐、淀粉、胡椒粉、蚝油，拌匀

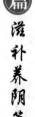

第一篇　滋补养阴篇

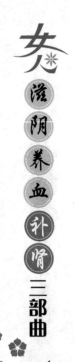

腌制15分钟；

③青椒、生姜、花椒、蒜、葱洗净，切好；

④起油锅，下入花椒，小火炒出香味，下入鸡胗，大火快炒至鸭胗变色；

⑤放入一小匙料酒，快速炒匀后将鸭胗舀出，待用。

⑥锅内余油，下入生姜、大蒜、豆瓣，小火炒出红油，下青椒，转大火翻炒；

⑦下入炒好的鸭胗，炒匀。依次再放入白糖，生抽，鸡精，蚝油，葱段，炒匀后即可。

功效 健脾养胃，滋补胃阴。

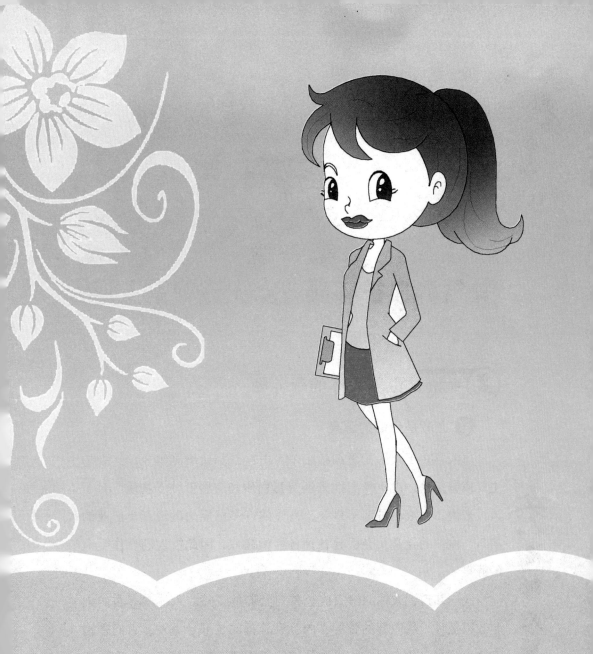

第二篇

养血补气篇

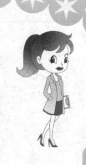

第一章
补气养血护容颜，女人滋补是王道

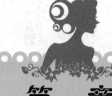

血液是滋养人体的营养师

血液是生命的源泉

血液存在于人的血管和心脏中，由血浆和血细胞组成，其中的主要成分是水，占90%，此外还有蛋白质和一些低分子物质。对于人体来说，血液不可谓不重要，人体的许多机能的运转需要血液的参与，血液的异常又会引起各种各样的病症，因此被人们看作生命的源泉。

我们知道，人体的健康成长需要营养的支持。人体内存在的细胞数以亿计，从内部的骨髓、内脏到外部的皮肤、毛发，它们密密麻麻地分布在各个器官中，这些细胞都需要营养和氧气来生存。那么，营养和氧气是通过什么渠道输送的呢？

没错，负责运输营养的就是广泛存在于人体内的血液，血液从心脏中出发，流经人体每一根粗壮的动脉血管，也不遗忘每一根毛细血管。血管粗的直径有3厘米，细的直径还不到10微米，在它里面流动着的血液，不断地把机体新陈代谢所需要的氧气和营养质如

女 滋阴养血补肾三部曲

蛋白质、糖、脂类、维生素、水和矿物质等，运输到身体的各个部位，供组织细胞维持正常功能所需。然后。又把机体代谢过程中产生的废物如二氧化碳及其他废物如尿素、尿酸等从组织中回收，运送到肺、肾、皮肤和肠道等处，最后排出体外。

人体一边需要摄入营养，另一边又要排出体内的废弃物质，进而完成整个代谢过程。在这个过程中，所有的皮肤、肌肉、筋骨和脏腑都需要血液供给营养，才能维持其功能活动，所以古人说"目受血而能视，足受血而能步，掌受血而能握，指受血而能摄"。血液的正常循行需要两种力量的支持，即推动力量和固摄力量。这两种力量的协调平衡维持着血液的正常循环流转。如果推动力量不足，就可能出现血流缓慢、血瘀等症状；如果固摄力量不足，就可能出现血液外溢，导致出血。所以血液循环要在心、肺、肝、脾、脉等脏腑的共同作用下来完成。

血液在人体中发挥着多种作用

前面我们说到，血液可以输送营养和氧气到全身各处，因此血液的作用首先就是滋养身体的作用，就像一个尽职尽责的"营养师"。在中医的理论中，血液被分成营气和津液两部分，营气是水谷精微中的精华部分所化生，津液可以濡润全身。

血液对人体的滋养效果可以从面色、两目、肌肉、皮肤、毛发、肢体运动等方面反映出来。如果营养正常，血液充足，脏腑也很健康，那么血液就能够充分发挥营养、滋润的功能，人就表现得面色红润，视物清晰，肌肉丰满壮实，肌肤、毛发有光泽，筋骨强劲，感觉和运动灵敏；若血液亏虚，营养滋润功能减弱，除了可能引起脏腑组织功能减退外，还会出现面色萎黄，视物昏花，唇甲色淡，

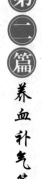

皮毛枯槁，肌肉消瘦，筋骨痿软，肢体麻木，运动不灵活等症状。

血液还对人体起着调节作用。人体是一个生命体，而生命行为则是由多种生理机能组成的，这些机能的发挥需要一个稳定的内部环境的支持，如体温、酸碱度、渗透压等。这些都有赖于血液内的成分在循环过程中与外界环境和体内的组织细胞不断地进行物质和能量交换，通过神经和体液因素发挥其调节作用。比如，血液中含量最多的水分比热较大，可以缓冲体温变化，一方面大量吸收体内产生的热，另一方面将热运输到体表进行散发。血液中的有机物大部分是蛋白质，可以维持渗透压和血液酸碱的平衡。

在血液输送营养的过程中，同时也把一些抗体物质运送到全身各处，起到预防疾病的作用。血液中含有白细胞，它能够吞噬和分解体内的坏死组织和外来的致病微生物，构成一道坚实的防御屏障。此外，血液中还含有免疫球蛋白物质，也就是我们常说的"抗体"，它也可以杀灭细菌、病毒和分解异物，来防御外来侵袭，保护机体。还有，血液中的血小板和血浆中的各种凝血因子，能够保证机体具有正常的止血功能，即不会使血浆凝固，又不会出血不止。从这里看，血液的第二和第三种作用，实际上就是滋养作用的延伸。

从中医的角度来说，血液还有另外一种作用，那就是主管神志，也就是说血液掌握了人的精神状态。乍一听上去，这种说法好像不符合现代科学的认知，因为现在我们一提心理活动，都知道是由大脑控制的，但是其实精神活动和血液也有很强的关系。因为血液濡养着人体的所有脏腑，包括大脑，脏腑的功能增强了，神志活动才能够产生和维持，所以说血液是神志活动的主要物质基础。这一点也可以从日常生活中观察得到，如果一个人的体内血液充盈，脏腑

得到濡养，那么他就表现得精力充沛、神志清晰、思维敏捷，这样的人往往比较乐观；而如果血液亏虚，精神失于营养，就容易出现惊悸、失眠、多梦，甚至精神恍惚，这样的人就很容易变得内向、消极。

血液是五脏协作的结果

血液的来源

通过现代社会先进的科学技术，我们知道血液中主要包含血浆、血细胞、蛋白质和一些低分子物质。其中血细胞是由骨髓制造的，蛋白质部分主要由肝脏产生，而激素由内分泌腺产生，至于水状成分则与丘脑下部有关，另外肠道也是造血过程中的一分子。

古代的科学水平无法与今天相提并论，医家们无法通过机器对人体进行细致的观察，于是他们另辟蹊径，利用阴阳、五行等学说对人体生理原理进行了解释。中医学认为"人以水谷为本"，意思是人类以水和食物为根本，这是毋庸置疑的。明末清初的医家喻嘉言说："饮食多自能生血，饮食少血不生。"说饮食与血液的生成有着非常密切的关系。《黄帝内经》中指出："五谷入于胃也，其糟粕、津液、营气分为三隧……营气者，泌其津液，注之于脉，化以为血。"食物经胃肠消化吸收后，分解为水谷精微，这是血液生成的物质基础。水谷精微中的精气与自然界的清气相结合而生成营气，营气加上津液，便生成血液，所以说血液主要是由营气和津液所组成。

在血液的生成过程中，脾胃发挥的作用最大，此外还涉及肝、肾、心、肺等多个脏腑，这些脏腑相互配合作用才能最终完成造血。

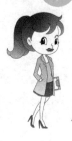

脾胃化水谷精微而生血

中医认为，血主要包含营气和津液两部分，营气就相当于今天所说的营养，而津液则相当于水分，二者都来自于我们的日常饮食。人类摄入饮食后，通过脾胃的消化吸收而生成水谷精微，所以脾胃可称作是气血生化的源泉。脾脏是人体内最大的免疫器官，内含丰富的血管，贮存有一定量的血液，并对流经的血液进行一些"清扫"工作，如清除细菌、病毒和衰老的血细胞等。由于经过脾胃所吸收消化的水谷精微是化生血液的最基本物质，而先天的肾精也要依赖后天水谷精微的补充滋养，所以脾胃吸引消化功能的强弱，在血液生成的过程中发挥着十分关键的作用。

气血两虚是脾胃不健、营养不良导致的典型证候，表现为体倦乏力、饮食减少、大便稀溏等。此外，如果兼有心血虚者，还表现为失眠、心悸、健忘等。

心主神明而控血

我们知道，心脏是人体最重要的器官之一，因为它直接控制着血液的流动，心脏停止跳动，血液也将停止不动，生命活动就将结束。中医学也认为，血液之所以流动不息，主要是靠心气的推动。心气的盛衰，可以从血脉的改变上反映出来，若心气旺盛，血脉充盈，则脉搏和缓有力；若心气不足，心血亏少，脉搏就会变得细弱或节律不整；若心血瘀阻，就会出现脉涩不畅或结代的情况。

心脏控制着人的精神，心血不足的症状包括头晕、健忘、心绪不宁、心悸、失眠、多梦、面色淡白无华、指甲苍白、四肢无力、唇舌色淡、脉细无力等。

肺主气而治血

肺的主要功能是呼吸空气，人体内的气机运动是由肺主管的。

气机能够带动血液、津液等物质的流转。肺通过这个功能，使脏腑的功能旺盛，从而促进了血液的生成。因此气旺则生血功能强，气虚则生血功能弱。全身的血液通过血脉会聚于肺，经过肺的呼吸，进行体内外清浊之气的交换，然后再将富含清气的血液通过血脉输送到全身，这就是"肺朝百脉"。肺朝百脉的功能是肺气的运动在血液循行中的具体体现，其实质是助心行血。凌晨3点到5点的时候，是肺经当令，它开始重新分配全身的气血，所以凌晨3点到5点的睡眠，是必须要保证的，这个时候如果不睡觉，就会干扰肺气对全身气血的输布。

当体内的血液失衡与肺部有关时，身体就会出现一些症状，例如咳喘无力，痰液清稀，声音低怯，面色淡白，神疲体倦，或有自汗，畏风，易于感冒；咳嗽无痰或痰少而黏，口咽干燥，形体消瘦，午后潮热；五心烦热，盗汗，颧红，甚则痰中带血，声音嘶哑；舌淡苔白或舌红少津，少苔或无苔等。

肾藏精而化血

中医认为，精血同源，精与血可互相转化。血的生成不仅与脾胃的消化功能有关，还需要依靠肾精的辅助。肾、骨髓与血液三者之间的关系：一是肾藏精，精生髓，精髓也是化生血液的基本物质之一；二是肾精所化生的元气，对全身各脏腑功能均有激发和推动作用，从而有助于血液的化生。所以肾精充足，元气旺盛，则血液的生成充足；而肾精亏虚，元气不足，往往会导致血液的生成不足。

因肾虚而导致的贫血，表现出来的症状主要与生长、发育与生殖的障碍有关。中老年人则表现为提前衰老，或是严重的体虚羸弱，如牙齿松动、耳鸣耳聋、健忘痴呆、骨质疏松等。

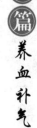

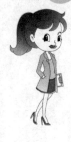

🌍 肝和脏腑而造血

肝的内部含有丰富的血管，有一定的贮血功能，在剧烈运动或人体失血时，它们都能够及时地把贮存的血液释放出来供给使用。但是这些血管比较脆弱，在外力的冲击下很容易破裂，从而引起体内大出血，因此平时一定要注意保护。

因肝功能异常而导致的血虚，在所有的血虚证中最为常见，表现为疲倦乏力、头晕、眼花、指（趾）甲苍白、毛发干枯、皮肤无光泽、肌肉酸痛、关节不利、失眠、多梦、心悸、妇女月经量少或闭经、舌淡苔白、脉虚弱等。

综合本节所有内容，我们可以看出人体内血液的生成，不是由哪一个器官单独完成的，而是由多个脏腑的共同协作，并且以水谷精微为物质基础，在气机的推动下完成的。因此，中医临床治疗血虚的方法包括补养心血、补益心脾、滋养肝血和补肾益髓等多种。

🐾 气是生命运转的发动机

🐾 气维持着生命的运转

在古代医学的理论中，气和血经常一起出现，但是二者并不是同样的物质。在上一节的内容中，我们对血做了简单的描述，这一节就让我们来看看究竟什么是气。气，实际上指的就是人的生命活动，也是中医所说气的基本含义。确切地说，人体的气是指推动人体生命运行的能量，它有很强的活力，能在人体内运行不息，但是肉眼无法看到。

气总是处在运动之中，一刻不停，就像一台循环运转的机器一样，因此气的运动被称作"气机"。气的运动形式多种多样，但是在理论上可以归纳为升、降、出、入四种。人体的脏腑、经络等组织器官，都是气的升降出入场所。气的升降出入运动，是人体生命活动的根本，气的升降出入运动一旦止息，也就意味着生命活动的终止。

气是由精化生的。古代医书中说，人体内的气包含了三个组成部分，分别是先天之气、水谷之气和清气（自然之气）。《灵枢·刺节真邪篇》说："真气者，所受于天，与谷气并而充身者也。"真气说的就是人体内的气。

总的来说，气是构成人体和维持人体生命活动的基本物质，在人体内发挥着重要的作用。

气的运行推动着机体的运行

推动也包括激发的作用。中医认为，人体内的气始终在运转，推动着机体的运动，推动着人体的生长发育以及所有脏腑经络生理的活动。如果气虚，激发推动作用减退，生长发育就会迟缓、生殖机能衰退，或者出现早衰，脏腑经络的生理功能也会减弱。从另一方面来看，人体内许多重要物质的生成，如精、血、津液等，以及血液的循环、津液的输布等，也要靠气的运动来推动。如果气虚，推动之力减弱，就会发生血液停滞、水液停留等各种病变。

气的中介和气化作用气可以沟通人体的各个部位

在人体内运转不停，途中经过人体各处，将各个脏腑、经络和组织器官之间连接起来。当气行走于四肢百骸中时，人体内的各种

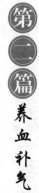

第二篇 养血补气篇

103

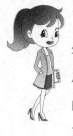

生命信息，都可以通过气的升降浮沉来感应和传递，从而将人体构成了有机的整体。例如，人在运用针灸、刮痧等治疗方法时，刺激的明明是身体的表面，却能通过气的感应和运载而传导于内脏，从而达到调节机体生理活动，使之归于协调的。

当气在运动过程中，会引起体内物质和能量的新陈代谢产生变化，这个过程被称作"气化"。气化就是由于人体之气的运动而的过程，是物质转化和能量转化的过程。例如，饮食水谷化生水谷之精（包括津液和精微），水谷之精可转化为血液，充养先天之精；津液化生汗和尿液；精微化生为气，气化为能量、热量；气又化生精并分化为脏腑之气和经气等等，都属于气化的具体体现。

从这里可以看出，气化的前提是气机，也就是气的运动，否则就没有产生变化的可能。也就是说，气机正常才能保证气化正常。

气负责温暖人的四肢百骸

温煦，原意是指太阳照射而产生的温暖。中医认为，气能产生能量，消除寒冷，温暖人的四肢百骸，所以说气有温煦作用。人体的体温所以能维持相对恒定的状态，脏腑经络以及各组织器官所以能维持旺盛的功能活动，都和气的温煦作用密切相关。所以有"血得热则行，得寒则凝"的说法。

温煦作用属于气的阳性方面的作用温煦就是温暖，属于阳性，因此气被称为"阳气"。《医碥》中说："阳气者，温暖之气也。"阳气对人体的重要性是不言而喻的，如果阳气不足，产热过少，就会发生虚寒性病变，表现为体温偏低，畏寒喜暖，四肢不温，脏腑的功能活动减弱，精血津液运行迟缓、代谢减弱，以及形成瘀血、痰饮、水肿等病变。

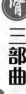

女
滋阴养血补肾三部曲

气的防御作用气能够帮助人体抵御外邪

中医十分看重人的体质，体质好了，身体抵抗外邪的能力也会比较强，用现代医学的话来说就是免疫力强。《黄帝内经》中说："正气存内，邪不可干。"也就是说体内存有正气，外邪就不可入侵，说明气有防护邪气侵犯的作用。如果邪气已经侵入人体的某一部位时，正气就会聚集在该处以驱逐邪气，即使邪气深入于骨，正气也会因而聚于骨，以便驱邪外出。

养血的同时也要补气

气血是不可分割的整体

在中医学的理论中，气血经常作为一个整体出现在人们的眼前，这是因为气血之间的关系十分紧密，是一个不可分割的整体。

气为血之帅，包含气能生血、气能行血及气能摄血三个方面。

气能生血：血液中的主要成分包含血浆、血细胞，血浆中又含有无机盐、白蛋白、酶、激素等多种营养物质，这些物质是由人体的各个器官生成的，而这一切都离不开气化的作用。

气能摄血：气对血液具有统摄作用，使其正常行走在血管里，而不至于四处乱走。气的统摄作用主要是由脾气来实现的。如脾气虚，不能统血，临床上就会出现各种出血病证，被称为"气不摄血"。

气能行血：除了统摄血液以外，气还能推动血液的运行，如果气的运行出了问题，那么血液也将无法正常流通。血液的运行与心气的推动、肺气的宣发布散、肝气疏泄条达都密切相关，无论哪个环节功能失调，均可导致血液运行不畅，导致血液瘀滞等情况的

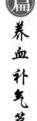

第二篇 养血补气篇

发生。

血为气之母，血液中含有许多营养物质，滋养着人体的各个脏腑，如果没有血液，脏腑将失去功能，气也就不复存在了。因此，气不可能在没有血的情况下独自运行。

由此可见，气与血之间有着密不可分的关系，所以，大家在补气的同时也不要忘了补血，补血的时候也不要忘记补气。

气的异常症状

人体内的气是无法用肉眼观测到的，但是气的不足会引发许多症状，而这些症状是可以被观察或感知的。如果不能发现问题的根源，盲目地补充营养，是不可能解决问题的，因此我们非常有必要了解一下气的异常症状。

气滞：指气的运行不畅，中医说"不通则痛"，因此当我们身体的某处出现疼痛时，很有可能是气滞造成的，最典型的症状就是胀痛。气滞的部位不同，出现胀痛的部位也会有所不同，例如月经引起的小腹胀痛就是典型的气滞引起的妇科疾病。

气郁：气郁和气滞有点像，但是给人带来的不适程度低于后者。如果气郁结在内，不能正常运行，人体内血液的流通、脏腑的运转，以及废弃物的排泄都会出现障碍。比如说胸闷憋气、妇女冬天经常出现的手脚冰冷等，都有可能是气运行不畅所导致的。

气逆：气在人体内的运行有一定的规律，在某些地方上升，在某些地方下降，气的上升作用能保证将体内的营养物质运输到头部和面部，而下降作用则会使各种代谢物向下汇集，排出体外。如果上升太过、下降不及，就称之为气逆。上升太过会导致血液和营养在头部过度集中，出现头晕头胀、面红目赤、倒经（月经从鼻孔流出）、头痛易怒、月经过多、两肋胀痛，甚至昏迷、半身瘫痪，口角歪斜等症。而下降太过则会使饮食传递失常，出现泛酸、恶心、呕吐、等症。

气陷：和气逆正好相反，指上升不足或下降太过。上升不足会使头部缺血，出现崩漏、头晕、健忘、眼前发黑、精神不振等症。下降太过则会导致食物传递过快，或排泄过度，从而出现腹泻、小便频数等症。

🌀 按摩手足耳，促进气血运行

传统医学认为，人体所有部位的健康状况都可以从手、脚、耳朵等部位反映出来。如果身体内的某个器官出现病变，气血便会向那些器官集中，进行免疫斗争，手、足、耳是肢体的末端，也是气血流通的末尾部分，于是出现一些症状。也就是说，只要用正确的方法刺激身体的某个区域，就能使身体内部的相应部位得到治疗，这就是反射区的作用。

我们知道，是药三分毒，药物大多有不良反应，没有哪一种药物只作用于一个方面，可以说所有药物都可以影响身体的多个部位，治疗某个部位的某种疾病时，会对身体的其他部位产生影响。这种影响是不可避免地，有些甚至会留下后遗症。如果长时间持续这种影响，经年累月之后必定会爆发出来，对身体造成损伤。对反射区的按摩正是为了避免这个问题，当我们压按反射区的时候，神经受到刺激，气血就会加速流动，这样就避免了因气血太过集中而产生的各种不良现象。在按压反射区的过程中，患者并没有使用药物，因此不会出现药物给身体带来的不良反应。

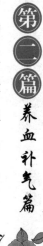

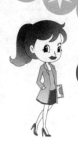

保养气血的小技巧

气血充盈是健康的基础

当我们看到一个人脸色红润、皮肤娇嫩的时候，我们往往会说他们"气色真好"。其实，气色好就是气血充盈的表现。十六七岁是女人最美丽的年龄，此时的女人身体即将发育成熟，气血达到最为充盈、健康的状态，表现在皮肤上就显得白皙、紧致、细腻、红润。

可以说，气血是女性健康最重要的物质基础，气血不但要充盈、旺盛，还要保持畅通，有条不紊地在体内运行。气血充足的人看起来十分健康，他们唇红齿白，面色红润，秀发乌黑。而气血亏虚的人则往往表现得肤色发黄、口唇色淡、毛发无光泽，血瘀常导致肤色口唇晦暗、皮肤毛发干燥，血热则导致皮肤油腻粗糙、易生痤疮等。化妆品虽然可以临时掩盖表面的瑕疵，但是女人不能仅仅满足于此，而是要内外兼修，从源头解决健康问题。

自我检测气血虚弱

气血亏虚是身体的一种状态，可以长期存在，虽然不会在短期内对人体造成巨大的伤害，却可以为疾病的产生提供便利，在此过程中会在体表逐步呈现出来。

看月牙板：关于月牙板与人体健康之间是否存在必然的关系，现代医学尚未有定论，但是我们不妨听听中医的见解。中医认为，肝主藏血，其华在爪。一个身体健康的人，双手除了小指，其余各个指甲上都应该有月牙板。大拇指上的半月形应占指甲面积的 1/5 ~ 1/4，食指、中指、无名指的半月形应不超过 1/5。如果手指上没有半月形或只有大拇指上有半月形的，说明人体内气血不足、寒气重、循环功能差，以致血液不能运行至手指的末梢；如果半月形过多、过大，则有可能容易患有甲状腺功能亢进、高血压等病。

看皮肤：脾主肌肉、四肢，为气血生化之源。气血充足则皮肤白里透红，有光泽、弹性，无皱纹，无斑；气血不足则皮肤粗糙，无光泽，暗淡发白，发青，发红，生长色素，面生色斑等。

看嘴唇：脾胃开窍于唇。双唇泛白，属气血亏损，或阳虚寒盛、脾胃虚弱。唇色深红，多是有热，属热证。阴虚火旺者，嘴唇鲜艳如火；唇色深红兼下焦，则内有实热。唇色青紫，多属气滞血瘀，血液不流畅，易患急性病特别是心血管疾病；唇边发黑，但内唇淡白，显示人体既有实热，又气血亏虚。

看牙龈：牙龈从侧面反映出了一个人的进食能力，牙龈萎缩代表脾胃气血生化不足。牙齿的缝隙变大，食物越来越容易嵌塞在牙缝，说明气虚，衰老正在加快。

看眼睛：看眼白的颜色，眼白的颜色浑浊、发黄、有血丝，则气血不足。

看耳朵：耳朵是气血运行的一个端点，和手、足一样，耳朵上布满了反射区。看耳朵主要看色泽、有无斑点、有无疼痛。如果呈淡淡的粉红色、有光泽、无斑点、无皱纹、饱满，代表气血充足；如暗淡、无光泽，则代表气血已不充足；如果耳朵萎缩、枯涩、有斑点、皱纹多，则代表身体机能开始衰竭。

触摸手足温度：使血液流动起来的动力是温度，温度可以决定人体的气血盛衰。如果手足一年四季都是温暖的，代表气血充足；如果手足心容易出汗或者冰凉，则属肾阴不足，气血不畅。

看手指的指腹：无论小孩还是成年人，如果手指指腹扁平、薄

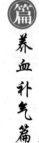

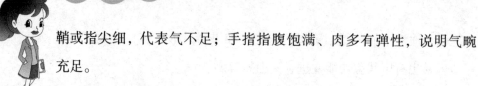

鞘或指尖细，代表气不足；手指指腹饱满、肉多有弹性，说明气婉充足。

看头发：发为血之余，毛发看似与气血无关，实际上大有关联。毛发植根于毛孔和皮肤中，需要从人体吸收营养，头发乌黑、浓密、柔顺，代表气血充足；头发干枯、脱发、发黄、发白、开叉，代表气血夺足。

看睡眠：成年人入睡快，睡眠深沉，呼吸均匀，一觉睡到自然醒，表示脏腑调和，气血充足；易惊易醒，夜尿多，呼吸沉重或打鼾，表示脏腑失调，气血亏虚。

🌐 掌握补充气血的小技巧

经常泡澡：洗澡不仅能够清理污垢，还可以促进气血的运行。有条件的话，每天泡泡热水澡，能够让温暖迅速充满身体，同时促进全身血液运行。泡完澡之后再好好地睡一觉，你会发现自己的气色获得了很大的改善。

注意排毒：我们每天都要摄入一定量的食物，这些食物大部分被转化为营养，并且被人体所吸收，还有一部分经过消化道之后则变成废物和毒素，需要及时排出体外。若是没有及时排出体外，就会阻碍气血的运行。

少量饮酒：无论是红酒、白酒还是黄酒，少喝一点对身体都是有好处的，因为其中的酒精进入人体后，会促进血液的循环，加速毒素的排出。但是需要注意的是，饮酒过量只会对身体造成伤害。

经常运动：人在运动的时候心跳加速，血液循环加快，有助于气血的运行。对于女人来说，可供选择的运动方式有许多种，可以选择慢跑、散步、游泳，也可以选择瑜伽或跳舞。

滋阴养血补肾三部曲

提防补血的十大误区

❶ 误区一：坚持运动就能增加气血

前面我们说过，坚持运动有助于改善气血的运行，因为运动会促进血液循环，强化心脏功能，提高清除体内垃圾的能力，但是运动不会直接增加人体的气血总量，它只是让气血运动得更快一点儿罢了！如果只是单纯的运动，却不改善饮食习惯，调整睡眠时间，让亏损的气血迅速补充，那么这种运动不过是无谓地消耗气血而已。很多年轻人喜欢运动，但同时更喜欢夜生活，这对健康十分不利。

❷ 误区二：性凉的食物不能碰

人体的温度总是维持在 37℃ 上下，太冷或太热都不利于气血的运行。寒凉食物有清热去火的特性，大量摄入之后，会对人体产生负面影响，因此要适量摄入。只要与人的体质、吃的季节相适宜，能起到中和、平衡的作用，就无须禁忌寒凉食物。比如夏天，人体大量出汗，体内郁热无法散发，此时应吃些寒性的食物，例如西瓜、苦瓜等，它们能除燥热，也能补充人体内因出汗过多而丢失的水分、糖分，起到协调、补血的作用，但是冷天吃西瓜就容易导致血亏。另外，寒、热食物要搭配食用。比如吃大寒的螃蟹时，一定要配上温热性质的生姜，用姜去中和蟹的寒凉，这样就不会对身体有任何的伤害，还利于蟹肉的消化、吸收。

❸ 误区三：多喝牛奶能补血

牛奶营养丰富，许多人于是产生误解，认为多喝牛奶就能改善贫血，事实恰恰相反。牛奶中的铁含量并不高，也不能帮助人体对铁的吸收，还会妨碍人体对铁的吸收。在食用补铁食物或者补血剂

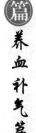
第二篇 养血补气篇

111

时，应避免与牛奶或者其他碱性物质同时食用。

误区四：喝红糖补血

制作红糖的主要原料是甘蔗，因此红糖中的营养成分也来自甘蔗。红糖中大约含有95%的蔗糖，以及维生素和微量元素，如铁、锌、锰、铬等，红糖的营养成分比白砂糖高很多。喝红糖水补血是民间一直流行的说法，女性在月经期后和分娩后，都会喝红糖水来补血。但是补血不能仅仅依靠喝糖水，红糖水中的糖分太高，因此不能常用。建议每日摄入量不要超过50克；患糖尿病的老人应避免；食用红糖容易上火，因此便秘患者最好不要接触。另外，在服药时，也不宜用红糖水送服。

误区五：单吃红枣补血

红枣的营养含量十分丰富，尤其是维生素的含量很高，经常食用有养血安神的效果。但是红枣的表皮不易消化，若大量滞留在肠道中，会影响肠胃消化，而且红枣皮不容易被排出，可能会引起胀气腹泻。果想利用红枣补血，应该搭配一些葡萄干、龙眼等食物来吃。

误区六：蔬菜水果不可以补铁

说起补血，很多人第一时间想到的是补充肉食，却不知素食中也含有大量的铁元素。此外，蔬菜、水果中富含维生素C、柠檬酸及苹果酸，可与铁形成络合物，从而使铁在肠道内的溶解度增加，帮助人体对铁的吸收。

误区七：多吃猪肝补血

肝脏是动物体内最重要的解毒器官，因此猪肝有营养也有大量毒素。各种有毒代谢产物与饲料中的某些有毒物质，都会留在猪肝内，

枣

滋

阴

养

血

补

肾

三

部

曲

并经它解毒后进入肾脏，再通过小便排出体外。猪肝中的血液含有毒素，分散于数以万计的猪肝窦中，补血效果虽好，但不宜多吃。

🌀 误区八：补充铁元素越多越好

我们补充铁元素是为了保持体内营养的平衡，而不是营养越多越好，否则会自己打破营养的平衡。缺铁性贫血是最常见的贫血种类，但是补铁应该循序而补，遵循"小量、长期"的原则，一旦一次过量的摄入铁，就会造成铁中毒，轻微者会头晕恶心、腹泻休克，严重者甚至会昏迷死亡。而且仅仅靠铁剂，停药后就很容易就会复发。

🌀 误区九：多食鸡蛋对贫血者多补益

蛋黄含铁量虽较高，但其铁的吸收率仅为3%，并非补铁佳品。而且鸡蛋中的某些蛋白质，会抑制身体吸收铁质。因此，这种食品虽营养丰富，但要完全依赖它们来补充铁质则不足取。

🌀 误区十：咖啡与茶多喝无妨

对女性来说，过量嗜饮咖啡与茶，可能导致缺铁性贫血。这是因为茶叶中的鞣酸和咖啡中的多酚类物质，可与铁形成难以溶解的盐类，抑制铁质吸收。因此，女性饮用咖啡和茶应该适可而止，一天两杯足矣！

🌿 有针对性地治疗血虚

🌀 有哪些因素会导致血虚

血虚类似于今天所说的贫血，但是在古代，中医著述里没有贫血这个词，但是从病理来看，血虚实际上已经包含了贫血。中医所说的血虚，不仅仅是指人体内的血液含量不足，还包括血液功能失

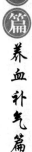

常，以及由血虚引起的其他脏腑功能失常。

血虚和贫血的成因也有很多相似之处，都含有内因和外因，其中内因便是患者的身体素质较差，以及情志失调等，而外因则与饮食、伤病、劳累等因素有关。最常见的原因包括以下几条：

（1）脾胃虚弱：血液的生成必须依靠营养物质，而这离不开脾胃的消化功能。脾胃功能强健，可将摄入的水谷精微转化为气血；脾胃功能失调，精微不足，生化无源，久则出现血虚。

（2）饮食不节：长期饮食不节，如长期饥饿，或大吃大喝，或饥一顿饱一顿，都会打乱机体正常的运行节奏，使得血液失去生化的源头，导致血虚。

（3）失血过多：外伤失血过多，月经过多，或其他慢性失血证皆可造成血虚证。

（4）肾气亏虚：肾藏精，精生髓，髓生血。先天禀赋不足、后天失养及房劳过度等均可引起肾虚，肾虚则精少，精亏则血虚。

（5）过度疲劳：这里说的疲劳不仅包括长时间、高负荷地劳动所造成的身体疲倦，还包括精神长期处于高压状态，以及大病、久病消耗精气，或大汗、吐利、出血损伤阳气阴液等，这些因素均可导致血虚。

🐾 血虚证的表现有哪些

血虚的主要表现为脏腑失于濡养、血不载气等方面的病证。

（1）脏腑失于濡养：指身体内部的器官得不到充足的营养，无法发挥全部的功能，一般表现为脸色苍白，指甲、嘴唇淡白无华，容易头晕目眩，肢体麻木，筋脉拘挛，心悸怔忡，失眠多梦，皮肤干燥，头发枯焦，以及大便燥结，小便不利等。

（2）血不载气：气血之间有相互依存的关系，当一个人发生血虚时，体内的气就无所依附，也会慢慢虚弱，所以血虚常常会导致气虚，出现少气懒言、语言低微、疲倦乏力、气短自汗等症状。

（3）气虚失血：指患者首先发生气虚，导致体内的血液无法正常流转，而出现失血。如果是因为气虚下陷，导致出血甚至大量出血的话，就称为血随气陷。

（4）气随血脱：指由于突然大旦出血之后，导致阳气随之消散，例如出血性休克。常由于外伤大量出血，或妇女崩中，或产后大量出血所致。

（5）气血两虚：指气虚与血虚同时存在，其成因多由久病不愈，气血两伤所致。

 治疗血虚要对症下药

有些疾病看起来症状十分相似，但是发病的机制完全不同，因此在治疗的时候要有所甄别，针对以上几种造成血虚的原因及血虚的表现，中医主要按照健脾和胃、益气生血、补肾生血、祛瘀生血、解毒生血等原则去治疗。

（1）健脾和胃：脾胃是血液生化的根本，所以补血的时候必定离不开脾胃，脾胃强健则生化之源不绝。常用的方药有四君子汤、四物汤、当归补血汤等；常见的养血药有当归、白芍、阿胶、熟地黄等。

（2）益气生血：气血之间是相互依存的，补血的同时也要确保阳气的充足，气机充足，就能够促进血的生成，这就是"气能生血"，因此医生们经常在补血药中搭配益气之品。常见的方剂有归脾汤、当归补血汤等；常用的补气药有黄芪、人参、党参、白术、黄

精、山药、大枣等。

（3）补肾生血：肾为先天之本，主藏精。精能生髓，髓能化血。如果是血虚伴有肾虚，就可以通过补肾填精，来达到养血的目的。常用方剂有菟丝子饮、二仙丹等；常用补肾药有鹿茸、鹿角胶、阿胶、龟板胶、巴戟天、锁阳、淫羊藿、补骨脂、菟丝子、附子、肉桂、何首乌、熟地黄、枸杞子、紫河车等。

（4）祛瘀生血：无论脾胃所化之营血，或精髓所化之血，都必须通过经脉和髓道进行释放和传输，并循环全身。如气血瘀阻，脉道不通，就会造成骨髓乏养而枯竭，致使血液生化无由。常用方剂有桃红四物汤、补阳还五汤、血府逐瘀汤等。常用活血化瘀药，如当归、川芎、丹参、三七、牡丹皮、香附等。

（5）解毒生血：人体内有许多毒素，它们会导致气血流通不畅，进而阻碍血液的再生，因此必须清热解毒。临床多用于治疗急性再生障碍性贫血、急性白血病、溶血性贫血等。常用方剂有犀角地黄汤、三黄石膏汤、茵陈蒿汤、五味消毒饮、清营汤、清瘟败毒饮等；常用清热解毒药有蒲公英、金银花、连翘、白花蛇舌草、板蓝根、大青叶、黄连、黄芩、黄柏、紫花地丁、大黄、紫草、茵陈、半枝莲等。

增进气血缓解便秘

治疗便秘，根本在脾胃

曾经曾经有人作过一项统计，最后的结论说明，在中国所有的老年人口中，大约有1/3的人长期遭受便秘的困扰。便秘的成因比较复杂，发病范围也十分广泛，它可以影响各个年龄段的人。年纪越大，越有可能便秘，而且女性的发病概率高于男性。由于便秘十分普遍，却不会给身体造成直接、明显的伤害，所以有不少人认为便秘不是病，不需要治疗，但是其实便秘的危害很大，长期便秘会为疾病的产生提供条件。比如，长期便秘的老年人可出现头痛、头晕、食欲缺乏、失眠等；老年便秘者排便时间较长，站起时可能会发生晕厥而发生意外；长期便秘者还容易发生结肠癌。因此，早期预防和积极治疗，将会大大减轻便秘所带来的严重后果。

便秘是一种消化道疾病，因此其根本在于肠胃。食物从人的嘴巴进入胃里以后，一般要过4小时左右才会被胃分解消化，之后胃将分解而得的物质输送到小肠，经过进一步的分解吸收，身体需要的成分被吸收，不需要的就会被送到大肠，再经过肠道的蠕动将其排出体外。晋朝的医学家葛洪说过："若要长生，肠中常清。"正常地排出肠内粪便，可以清除体内毒素，保持消化吸收功能正常，从而使脏腑器官及时得到营养补充，既对保持日常生活中良好情绪和提高工作效率大有好处，也有利于健康长寿。但是，一旦这一条"交通线路"出现堵塞，那些人体不需要的物质排不出去，后果便十分可怕了。

肠胃之所以会出现异常，通常与脾胃功能不足有关。脾胃功能不足，会导致气血生化无源，进而使得大肠传导无力，从而不能自然排泄出体内的毒素。因此，便秘患者在饮食方面应适当增加山药、玉米、粳米、糯米、红枣、蜂蜜、黑芝麻、松子、红薯等具有益气养血、润肠通便作用的食物的摄入量，适当减少梨、黄瓜、冬瓜、橙子、西瓜等寒凉性果蔬的摄入，这些凉性水果的摄入无异于雪上加霜，不仅会增加老年人便秘的症状，还会诱发或加重畏寒、腹中

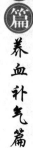

第二篇 养血补气篇

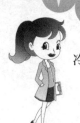

冷痛等阳虚症状。

 调整气血和阴阳，远离便秘烦恼

　　早在 1000 多年前的唐朝，药王孙思邈就说"年高者气血双虚而秘结，治则益气荣血为根本"，明确地指出老年人容易气血亏虚，如果要治疗老年人的便秘，就必须以补气养血为前提。而补气养血最大的诀窍就是良好的生活习惯和健康的饮食习惯这两点。所以要用口来把好第一道门，尽量食用那些有益于滋养气血的膳食放，让我们的肚子真正成为我们身体获取全面均衡营养物质的营养基地。

　　气虚型便秘者：人参是最好的补气药，是气虚患者的首选，但是不宜过量食用。可以用人参 5～10 克，搭配黑芝麻 15 克，白糖适量。将黑芝麻捣烂，人参用水煎，去渣留汁，加入黑芝麻及适量白糖，煮沸即可，可作早晚餐或点心食用。或者用红薯 150 克，白米和蜂蜜各适量，将红薯洗净去皮、切成小块，与白米加水一同煮粥，粥熟后加入适量的蜂蜜。每日早晚各吃 1 次。

　　血虚型便秘者：以炒松籽 50 克，加上蜂蜜 40 克，一起和入糯米粥中，当作早餐食用。也可用桑葚 500 克，生地黄 20 克，蜂蜜适量，将桑葚、生地加水煎煮，每 30 分钟取煎汁 1 次，加水再煎，共取煎液 2 次；合并煎汁，再用小火熬煮至比较黏稠时，加蜂蜜 1 倍的量，煮沸停火，冷却后装瓶。每日食用 2 次，每次 1 汤匙，以沸水冲化。

　　阴虚型便秘者：白木耳 6 克，冰糖适量，大枣 10 枚。把白木耳浸泡洗净，放入碗中，加冰糖、大枣，隔水蒸 1 小时，早晨空腹食用，每天一次。或者用蜂蜜 60 毫升，香油 30 毫升，将香油兑入蜂蜜中，加沸水冲调饮用。

女滋阴养血补肾三部曲

阳虚型便秘者：可将核桃仁、黑芝麻捣成糊状，临睡前用开水、蜂蜜拌匀食用。

🐾 按摩腹部养脾胃

便秘是肠胃方面的异常所造成的疾病，除了食疗和药物治疗以外，按摩也可以起到良好的治疗效果。人的腹部有很多穴位，几条经络从腹部穿过，因此按摩腹部有良好的保健作用，可以促进气血耳朵运行。具体做法是：平卧，双目微闭，舌抵上腭，平静腹式呼吸3分钟，每分6次。同时，将双手重叠，从右下腹开始绕脐以顺时针方向做环形按摩，用要均匀。绕脐一周10秒钟并呼吸6次。每次按摩5分钟后，再平静腹式呼吸3钟，每日2～3次。

用这种按摩方法，一般按摩10天后，便秘症状便会有所减轻。可以调节脏腑功能，改善气血不通，促进肠道蠕动，增加肠胃功能，疏通便秘。

👲 女人养血贵在调经

🐾 月经的正常进行是养血的关键

女性进入青春期后，便会每月面临月经的到来。在一般情况下，女性在每个月经期内都要排出60～100毫升的经血，合计起来，一生内要排出的经血将会达到25000毫升左右，重量约为25千克。而且大多数女性还要经历怀孕、分娩、哺乳等过程，这些都会消耗大量的血液。即便身体健康的女性，血液中的红细胞和血红蛋白的含量和男性相比，也显得偏低，大约只能达到男性平均水平的4/5。如果女人不懂得保养自己，不懂得经期的保养和护

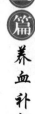

第二篇 养血补气篇

理，就很容易出现面色发黄、嘴唇发白、指甲变形、头发干枯、心悸失眠、头晕眼花等贫血症状，严重者还会导致脏腑器官功能减弱，过早地衰老。

成年女性每个月都要面临几天的尴尬时光，有的人轻轻松松就送走了"大姨妈"，但是也有的人疼痛难忍、苦不堪言。在月经期间伴随而来的剧烈疼痛，称为"痛经"。痛经也称"行经腹痛"，是因为女人身体发虚，寒气比较多。行经前后或经期，出现下腹及腰骶部疼痛，严重者腹痛剧烈，面色苍白，手足冰冷，甚至昏厥。中医认为痛经多因气血运行不畅或气血亏虚所致。临床常见有气滞血瘀、寒凝胞宫、气血虚弱、湿热下注等症。一般来说，出现痛经之后，可能要持续几个小时甚至 1~2 天，必须等到经血畅流之后才能得到缓解。

🌑 痛经有三种类型

痛经是女人的梦魇，每个女人都对它心存恐惧，但是仍然有许多人无法摆脱痛经的困扰。痛经多出现在月经时，一部分人开始于月经前几天，月经来潮后腹痛加重，月经后一切正常。疼痛的程度因人而异，有的会缓和一点，有的会十分剧烈。

从中医的角度来看，痛经的症状大致可以分为三种：

气滞血瘀型痛经：中医说"不通则痛"，当气血瘀滞，堵塞了血管或经脉的时候，就会引发疼痛。气滞血瘀型痛经大多与心理因素有关，表现为下腹胀痛，伴有乳房胀痛，经血下行不畅。对于这类痛经最重要的是要调理情志，每天抽出一些时间进行户外活动，疲劳时听一些舒缓、轻快的音乐，以达到消除精神紧张，解除心理负担的目的。平时也可以多吃一些行气活血的食物，如桃仁、芹菜、

女
滋阴养血补肾
三部曲

油菜、白萝卜、荔枝、橘子、山楂、丝瓜、墨鱼等。

寒湿凝滞型痛经：这种类型的痛经最明显的特征是与温度有关，遇冷则痛，遇热舒缓，因此很多患者在疼痛难忍时会紧紧地抱着一个电暖袋。引起寒湿凝滞型痛经的原因也和气温有关，多是由于月经前后、经期或产后感受寒邪引起。按压局部会感觉到疼痛加重，月经血色发暗而有血块。这类痛经患者平时应注意保暖，随气候变化加减衣物，避免受凉、淋雨，少吃生冷、冰冻食物。这些不好的生活饮食习惯，都可导致气血运行不畅，引起痛经。平时还可以多吃一些温经散寒的食物，如荔枝、红糖、生姜、羊肉、狗肉、栗子、小茴香等。

气血两虚型痛经：此类痛经与气血虚弱有关，可以由营养不良、体虚久病及多次流产引起，表现为月经期及月经后小腹、下腹隐隐作痛，遇热及按压后减轻，活动后则加重，严重者甚至会影响到日常生活及工作，还伴有头晕心悸、腰酸膝软、失眠等表现。这类痛经患者平时应多参加体育锻炼。

 缓解痛经的痛苦

如果在经期感到疼痛难忍、情绪不佳，也可以采取一些其他的方法，帮助缓解痛经带来的痛苦。玫瑰花具有很好的镇静安神、舒缓抑郁的作用。在杯子中放入少许玫瑰花，倒入开水，冲泡5分钟左右即成。也可根据自己的喜好加入冰糖或蜂蜜。一般在月经前1～2天开始饮用，坚持饮用3～5天，即可达到行气、活血、润肤的作用。

适当的膳食也有助于缓解痛经，可以在膳食中添加一些具有缓解痛经作用的中药，做成药膳，如益母草鸡蛋汤。用益母草30克，

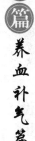

鸡蛋 2 枚加水同煮，鸡蛋熟后去壳，再煮片刻，去掉药渣吃蛋饮汤，每天 1 次，连服 3~5 天。

用中药泡脚也是一种很有效的方法，足浴能够透过皮肤，将药物吸收到足底的穴位中，起到止痛作用。常用的泡脚处方是，用小茴香、益智仁、丁香各 10 克，当归 15 克，生白芍、川牛膝、乌药各 20 克，红花 9 克，益母草 30 克，水煎好后，泡脚 30 分钟左右。

过度劳累损气伤血

气血不畅是导致过劳死的原因之一

生老病死是人之常情，但是"过劳死"这个词语却让人听着非常不舒服，因为那是一种非正常现象。在现代社会挣扎的人就像一台告诉奔驰的汽车，而气血就相当于汽油和机油，当汽车长时间快速行驶却得不到汽油和机油的保养时，就会出现一系列故障。人也是一样。如果人体长时间处于疲劳状态，而气血的供应严重不足时，会使脏腑得不到滋养，功能降低，甚至出现罢工，给健康带来极大的隐患。

在我们身边，经常会出现这样的人，他们青春年少，风华正茂，为了理想拼命工作，经常加班熬夜。如果问他们为什么加班，他们也会摇着头无奈地表示这是工作需要。我就曾经遇到过过着这种生活的年轻人，他是一个软件开发公司的职员，参加工作才 3 年，正是一个年纪轻轻的大小伙子。平时总是十分忙碌，加班熬夜到凌晨两点是常有的事。我问他为什么要这么拼命，他说这都是没有办法的事，连续 3 年都过着劳心劳力的生活。我说你的气色看起来很不

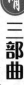

女

滋阴养血补肾三部曲

好，要注意保养才行啊。他憨厚地笑了笑，说以后会注意的。有一天，他们公司组织篮球比赛，他作为主力也参加了比赛，结果刚上场 20 分钟，他就突然休克了，抢救无效而身亡。

这个年轻人没有其他的疾病，属于"过劳死"，这是一种未老先衰、猝然死亡的现象，造成过劳死的原因就是长时间高强度、超负荷的工作，再加上缺乏休息和营养，导致机体细胞提前衰老，衰老细胞不断积聚，一旦超过人体适应的极限，就容易造成急性心脑血管疾病而导致死亡。有些读者可能会问："你说了这么半天，过劳死跟气血到底有什么关系呢？"我可以很明确地告诉大家，过劳死与气血的关系重大，也十分明显。

压力对人体的气血运行是一种威胁，长期处于劳累和压力过大的环境下，会导致精气亏损，体质逐渐衰弱，气血运行不畅。前面我们说过，气血运行不畅会导致脏腑功能降低，免疫力下降，对外界的适应能力减弱，各种疾病便随之而来了。所以，建议各位朋友，不要受生活所累，少一些欲望，多一份健康。平时，不妨对自己好一点，该休息时休息，毕竟身体是革命的本钱。

及时休息，避免过度劳累

（1）按时休息，劳逸结合。人体内存在一个生物钟，也就是人体内各个器官所固有的生理节律，这是人类千万年以来养成的习惯，无法被某一个人在短期内改变。人们应该按照自身的生理节律来安排作息。人体持续工作愈久或强度愈大，疲劳的程度就愈重，消除疲劳的时间也就愈长，按时休息不仅可保护身体少受或不受疲劳之害，还能让我们在平时保持清醒，大幅度提高工作效率。

（2）坚持合理运动。经常运动的人，肌肉的萎缩和力量的减退

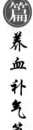

第二篇 养血补气篇

123

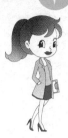

可推迟 10～20 年，血压可保持稳定的正常水平。运动能推迟神经细胞的衰老，帮助废物排出，从而起到防癌抗癌作用。长期坚持健身跑和徒手体操，人体的新陈代谢和工作能力会加强。

（3）保持心情舒畅。当人的情绪发生改变时，会促使身体释放出某些化学物质，进而对身体机能产生影响。当一个人感到烦恼、苦闷、焦虑的时候，身体的血压和氧化作用就会降低。烦闷、懊悔、愤恨、焦虑、忧伤，是产生疲劳的内在因素。而人的心情愉快时，整个新陈代谢就会改善。因此，要防止疲劳，保持充沛的精力，就必须经常保持愉快的心情。

一些避免疲劳的小技巧

（1）学会赖床。在我们小的时候，父母总是教导我们不要赖床，醒了之后要立即起床。其实，适当的赖床也是养生的方法之一。早晨尤其是冬天的早晨，醒来之后，不要刚刚睁开眼睛就一个鲤鱼打挺，翻起身来穿衣服，最好先在床上赖 5 分钟。在这 5 分钟里，你以伸伸懒腰、打个哈欠，活动一下四肢，等这一系列动作做完后再起床。为什么要这么做呢？这是因为早晨刚醒的时候，我们的身体机能还没有完全苏醒，贸然起床可能会对身体健康造成冲击，这一点在老年人身上表现得更加明显。

（2）不强忍大小便。人在憋尿状态，全身都处于高度紧张状态，胃肠和交感神经发生紊乱，血压会因此升高。憋大便也不是个好习惯，如果经常不及时、无规律地排便，肠道就会吸收大便中的水分，损伤气血的运行。所以，要养成定时排便的好习惯。

（3）不要在酒后洗澡。人在洗澡的时候，体内储存的葡萄糖会大量消耗，容易出现低血糖症状，而且浴室里水汽蒸腾，氧气含量

降低，很容易令人感到眩晕。如果在酒后洗澡，酒精会使肝脏的功能异常，阻碍体内储存的葡糖糖恢复，更容易引起有效循环血容量不足，进而导致虚脱。

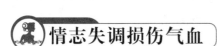

情志失调损伤气血

情志失调损伤脏腑器官

中医十分看重情志，认为正常的情志是健康的基础，而情志失调则会对身体造成伤害。《黄帝内经》中记载："怒则气上，喜则气缓，悲则气消，恐则气下，惊则气乱，思则气结。"又总结出"怒伤肝，喜伤心，思伤脾，忧伤肺，恐伤肾"的结论，足以说明中医对情志失调与疾病之间的关系的看法。

喜伤心：人们都说"人逢喜事精神爽"，但是也有一句话叫作"乐极生悲"。欢喜的情绪能够遣散不良情绪，令人精神焕发，但暴喜过度则会导致气血涣散，心神失养，出现神志混乱。《儒林外史》中对"范进中举"的刻画可谓入木三分，范进多年寒窗而不得志，突然之间中举，反而高兴得痰迷心窍，喜极而疯，最后要由他最害怕的胡屠户去骂他，又狠狠地打了一巴掌，才让范进清醒过来。

怒伤肝：人在愤怒的一瞬间智商为"0"，这是因为大怒导致肝气上逆，血随气而上溢，伤害肝脏，证见面赤、气逆，头痛、眩晕，甚则吐血或昏厥卒倒等。

思伤脾：思虑过度会使脾气郁结，时间一久便会导致气血的运化能力减弱，表现出身体瘦弱，易出现胸闷、不思饮食、腹胀腹泻等症状。

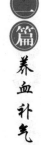

第二篇 养血补气篇

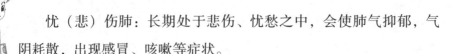

忧（悲）伤肺：长期处于悲伤、忧愁之中，会使肺气抑郁，气阴耗散，出现感冒、咳嗽等症状。

惊（恐）伤肾：恐和惊都是损伤肾气的根源，常见病症包括腰膝酸软、尿频、脱发、阳痿等症。肾是先天之本，掌管着人的生老病死，一旦伤及肾气，百病即会不请自来。

气血不畅使人抑郁

抑郁症是一种十分特殊的病症，它看起来不会对人的身体健康造成什么危害，却会给患者带来严重的心理负担。一旦出现心理健康问题，就肯定会对身体健康带来负面影响。据估计，中国的抑郁症患病率为 5% ~ 10%，而这些人中的大多数并没有得到良好的治疗。

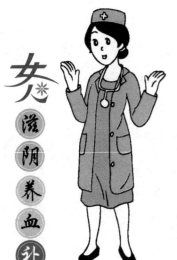

其实，人体的心理健康和身体健康是有一定的关联的。身体健康出现问题，会导致精神低靡，长期持续下去就有可能形成抑郁症；心理健康反过来又会对身体健康带来影响，就好像"心较比干多一窍，病如西子胜三分"的林黛玉，长期寄人篱下，情志不舒，经常梨花带雨，结果导致身体健康越来越恶化。不论抑郁症的程度是轻还是重，都是体内气机不畅的一种表现。而郁积多了，就会成疾，这个道理想必每个人都知道。

抑郁症是一种慢性精神类疾病，一般潜伏期较深，在刚开始时不容易被看出来，甚至连自己都感觉不出来。如果不及时涵养，久不愈，往往会损及脾、肾，造成阳气不振、精神衰退。上面所说的这些症状就仿佛涌现了出来，心里被负面的情绪所占据，感觉对一切事物都失去了兴趣，幸福、欢乐、开心、微笑等积极的事物都跟自己无缘，只会默默地注视着事情的发生、结束，以致心神不宁，目光呆滞，说话迟钝，精神恍惚。最严重的会对自我的存在价值产生怀疑，甚至因绝望和痛苦选择自残和自杀。

抑郁症的发生并不是偶然的，从身体健康方面来说，主要与肝脏、脾脏、心脏的功能失调有关，即肝失疏泄、脾失健运、心失所养。虽然肝、脾、心三脏都与抑郁相关，却各有侧重点。肝失疏泄、肝气郁结多表现为情绪异常、月经失调及焦虑或情志失常等：脾的运化功能不足。则表现为饮食异常，食欲减退或暴增、体重锐减、易疲乏等；心失所养，则多表现为眩晕、心悸、失眠等虚证。

以适当的方式疏导情绪

老子说"上善若水"，水滋养万物，又在不停地流动。情绪也应当像水一样，情绪支配着我们的行动，也应该得到适当的宣泄。情绪的宣泄有两种方式，一个是自我修炼，另一个就是求医问药。针灸和中药能较快地发挥作用，改善身体出现的一些明显不适症状。但是，要想使心里面的疙瘩解开，还得依靠自我的力量。

人是一种物质的动物，人的情绪离不开环境，所以我们在喧闹、疲倦的时候更容易感到抑郁、烦闷。避免强烈的环境刺激是必要的，不妨给自己的身心放个假，来次长途旅行，让新鲜的环境、新鲜的事物、新认识的朋友来冲散不愉快的记忆。当你的心情恢复平静后，再考虑重新回到原来工作或学习中去。

一些健身运动也有助于舒缓情绪，比如站桩、太极、瑜伽甚至是打坐等方法，通过精神意念的导引，使人保持心静体松的状态，由此使气血调和顺畅，有利于身心疾病的康复。

第二篇 养血补气篇

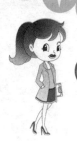

气血亏虚是肥胖的诱因

气血亏虚也会导致肥胖

减肥，早已占据了社会的每个角落，尤其是在以瘦为美的中国，每个女人都梦想着减肥。最好的身材是体型匀称，肌肉结实，过于肥胖确实不是什么好事情。在古埃及人的壁画中，肥胖的人往往是作为患者的形象呈现出来的，他们认为肥胖是一种疾病。古希腊名医希波克拉底也曾经称"突然死亡这种情况，胖子往往比瘦子更多见"。到 20 世纪以后，肥胖的问题才越来越受到人们的重视，尤其是爱美女性的重视。但是在中国，真正肥胖的女人其实没有几个，大多数梦想减掉的那部分肉肉其实是虚胖。几乎所有的减肥理论和方法都在努力防止脂肪的增加，同时加大脂肪的消耗，例如靠运动消耗脂肪能量，甚至通过手术抽取脂肪等。可是，大多数人的努力好像并不是太奏效。

一心想要减肥的人都对美食爱恨交加，他们一方面铁了心地想要减肥，另一方面却又抵挡不住美食的诱惑。在他们的印象中，"吃"是导致他们身体肥胖，影响美观甚至健康的罪魁祸首，只有节食才能最终完成减肥大业。其实，这种认识是有失偏颇的。如果是一个气血平衡的人，身体内的气血运化功能旺盛，摄入适量的食物之后，该吸收的营养物质吸收了，该排泄的毒素排泄了，他的身体就会不胖不瘦。反之，一个气血虚亏的人，身体内能量的转化和新陈代谢功能降低，一方面会产生未代谢完的营养物质（即过剩营养物质），另一方面，这些尚未代谢完的营养不能被及时运走，滞留在体内，就会形成大量脂肪。所以说，气血不足才是肥胖产生的真正原因。

女人滋阴养血补肾三部曲

战术正确，才能成功减肥

在中医看来，人们完全弄错了肥胖的成因，也误解了肥胖会导致慢性病。中医有"十胖九虚"的说法，认为是由于脏腑虚弱造成肥胖臃肿，具体来讲是脾肾二脏虚弱，以及由脾肾虚弱而导致的气虚。因此，并不是肥胖导致疾病，而是由于身体早已埋下了疾病的诱因，正是这些不畅通、不协调的因素才导致肥胖。

由此看来，虚胖的成因并不是气血能量过剩，而恰恰是气血能量不足，使身体没有足够的能量将垃圾排出体外。从能量观点来看，两者完全相反，前者是能量过剩，后者是能量不足。这样的观点和传统的认知差异很大，甚至背道而驰，但却能令人惊讶地有效改善各种肥胖状况。气可以推动人体的体液运行，化解掉多余的痰饮，气亏之人没有能力推动体液运行，所以体内痰湿瘀滞，他们减肥的效果多数是失败，而且只要一减肥就感冒。这是因为气不足，如果用于推动体液下行，作为防卫外邪入侵的能力必然减弱，各种风、寒、暑、热就会乘虚而入，人就会生病。因此，减肥之前，我们要调整战术，才能收到健康减肥的效果。

对付虚胖，恰恰应该滋补

目前人们减肥的方法大多是节食，有毅力的人还会坚持运动，但是对于虚胖的人来说，他们首先要做的就是补虚。中医对于很多疑难杂症都有自己的理论观点，肥胖是脏器虚弱的结果，父母甚至祖父、祖世如果是脾肾虚弱的话，孩子由于先天禀赋不足，也可能是脾肾虚弱者，这样才会出现一个家庭里好几个大胖子的情况。中医认为，减肥的关键是要健脾、补肾，脾肾的功能提升了，气也就充足了。单纯的补气而不健脾补肾，就像向人体注入燃料，只能扰

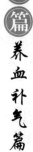
第二篇 养血补气篇

乱人体目前的平衡，产生一些不良反应，例如上火。为了清热泻火，就要吃一些寒凉的药物，火是泻了，脾却更虚了，如此往复身体只会越来越差。

人到中年才逐渐发胖的人，主要是随着年龄的增长，肾气逐渐耗损，以及店天的劳累所致的肾虚。随着肾功能的逐渐下降，这些人也就越来越胖，尤其是腹部和腰部越来越臃肿。有的人可能体重没有明显变化，但是体形却明显的发生了改变，就像气球一样，越吹越大，浑身松松软软的像块大发糕。这是机体内的体液在增加，而肌肉和血量在减少。虽然整体上看体重没有明显变化，但实际上已是外强中干了。经常会有疲劳、烦躁、易怒、健忘的症状。各种慢性病也经常发生在这类人群中。

补充气血，甩掉肥胖

减肥的同时必须保证气血充足

通过节食来减肥的人，在与脂肪苦苦斗争的同时，一定会让气血变得亏虚，代谢能力也会变差，堆在体内的脂肪很难排出体外。因此只有靠补益气血，加速代谢，才能将这些脂肪快速分解并尽快运走。大家可以选择一些既能快速清除体内的郁热，却又没有大量脂肪的食物，例如山药、薏米、芡实、红豆等，另外再搭配一些像黑豆、红枣、桂圆、牛肉等补血益气效果极佳的食物。作为食物的补充，大家在平时也可以多吃一些补气利水的蔬菜，如黄瓜、冬瓜、绿豆芽等。

既然要减肥，运动是必不可少的，人在运动的过程中，体内堆

女滋阴养血补肾三部曲

积的脂肪被转化为能量，大量燃烧，因此我们平时要多做一些有氧运动，比如每天散步 1 小时，或者坚持慢跑，这样不仅能提高脂肪的消耗速度，还可以增加身体的代谢功能，对于气血的调整也是非常有利的。

除了运动之外，调整气血的方式还有很多。有一套深呼吸的方法，比散步或慢跑容易得多。在每天早晨醒来后，慢慢地做 5 次深呼吸，或者当长时间同一个姿势伏案工作，肠道活动变得迟缓时，也可以做做深呼吸。注意呼气时要尽量利用自己的肺活量，呼吸速度不要太快，要慢慢吸气、吐气，将手放在腹部，一边呼吸，一边想象着空气在身体内外的交换过程。这有点像瑜伽中的冥想，能够很好地放松全身。

🌐 气虚肥胖多饮花茶

我们常常可以看到这样一类人，他们的体质比较虚弱，容易感到疲劳，易出虚汗，说话总是显得底气不足的样子，也不太爱和别人说话。吃一点补品吧，还动不动就上火，其实这就是气血的表现。由气虚而引发的肥胖，可以通过饮用花茶来改善自身的体质。花茶不会给人体带来额外的热量，所以不会引起脂肪堆积，相反能够促进脂肪的消耗。

人参花气味芬芳，味甘，微微有一点苦味，药性平和，有益气生精、补脾益肺、安心宁神、美容养颜的作用。人参花不可以与茶叶共同饮用，因为茶叶中含有鞣酸，鞣酸会和人参花中的皂苷结合，从而降低花茶的效果。除此之外，茶叶中还含有一些咖啡因，这些物质具有兴奋神经中枢的效果，导致身体出现失眠的情况。而人参花也具有一些这样的功效，他也能够兴奋大脑皮层，如果两种物质

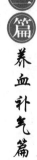

第二篇 养血补气篇

131

混合在一起服用，那么这种兴奋程度就会增加，令身体出现失眠、亢奋、烦躁以及头痛的情况。

三七花具有清热、平肝、降压之功效，药性微凉，味甘，具有补气养血、活血通脉镇痛安神的作用，饮用三七花茶不会出现上火的情况。《本草纲目拾遗》中记载："人参补气第一，三七补血第一，味同而功亦等，故称人参三七为中药中之最珍贵者。"

🌀 膳食调补，"吃"掉肥胖

多运动有助于减肥，但是切记不能饿着肚子去运动，这样只会对身体造成伤害。补充气血的食物有很多，膳食调补方法也有很多，以下是一些常见的实用做法。

红豆牛奶：将红豆焙熟，碾成粉末状，加入 2 勺牛奶，在进食前饮下 2 杯。

黄豆可可粉：将适量的黄豆粉、可可粉与豆奶混合，也可以加上麦芽或蜂蜜，在早餐和晚餐前食用。

菠萝饭：菠萝其实也有养颜瘦身的效果，这一点可能好多人都想不到。菠萝含有一种叫"菠萝朊酶"的物质，它能分解蛋白质，帮助消化，溶解阻塞于组织中的纤维蛋白和血凝块，改善局部的血液循环，稀释血脂，消除炎症和水肿，能够促进血循环。尤其是过食肉类及油腻食物之后，吃些菠萝更为适宜，可以预防脂肪沉积。在吃菠萝以前，记得把它去皮后切成片状或块状，放在淡盐水中浸泡半小时，这样可以去除菠萝的涩感。

胡萝卜汁：胡萝卜中的营养元素不可谓不丰富，最有名的自然是其种类及含量都很丰富的维生素。每天喝一点胡萝卜汁，也能够有效地提高新陈代谢能力，使体重自然降低。制作时，取一根胡萝卜，将表皮洗净，切成适当大小，放入搅拌机中搅拌成黏稠状的胡萝卜泥，这样就完整地保留了胡萝卜的营养。每天喝 1~2 次，饭前饮用，也可以加些柠檬汁或蜂蜜来调味。

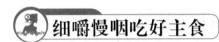

细嚼慢咽吃好主食

吃好主食补气血

对于现代社会的女性来说，减肥始终是一项最新潮的、永不过时的活动。正所谓"五月不减肥，六月徒伤悲"，春夏之交是减肥的关键时期，许多爱美的女性朋友又要开始一年一度的减肥大计了。她们坚决不碰肉食，因为肉食脂肪高；也不吃主食，因为主食热量高，唯一能吃的，似乎只有水果和蔬菜了。只吃水果和蔬菜花费不高，又含有多种微量元素，具有美容养颜的效果，因此受到众多女孩子的追捧。但是要告诉大家的是，千万不要盲目地节食减肥，更不要为了减肥只吃蔬菜不吃主食，否则身体健康会大打折扣，甚会养成严重的疾病。

脾胃是后天之本人体需要经常补充三大营养素——蛋白质、脂肪、碳水化合物，减肥要减的就是脂肪，它是存储热量的物质。碳水化合物，也就是糖分，能够为人体提供热量，过度补充，多余的热量便会转化为脂肪，所以想要减肥的话就不能补充太多，但是也不能一点都不吃，否则脾胃功能肯定会受损。蔬菜和水果中虽然含有很多营养，但补养作用较弱，只吃蔬果无法维持气血的来源。所以，别再把不吃主食当成减肥的方法了，你减掉的是自己的气血。

第二篇 养血补气篇

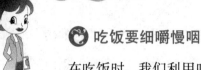

🌏 吃饭要细嚼慢咽

在吃饭时，我们利用咀嚼，将食物磨碎，进入消化道以后，消化道的肌肉开始收缩，将食物继续打磨，并使其与消化液充分混合，不断地向消化道的下方推进，就像一台机器在运动，这种方式称为"机械化消化"。除此之外，人体还在悄悄地进行另外一种消化行为。进入消化道的食物，在各种酶的作用下，将食物中的蛋白质、脂肪、糖类等大分子物质充分分解成易被机体吸收的小分子物质，这种消化方式称为"化学性消化"。虽然二者的工作机理不同，但目标是相同的，那就是将食物磨碎，分解成小分子物质，因此二者总是互相配合，共同完成消化任务。米汤、面汤经过加工，其中的大分子营养已经被处理成小分子营养物质，可以直接透过消化道内的黏膜进入血液，这就是婴儿吃米汤、面汤可以健康长大的主要原因。

通过上面这些对消化系统的说明，我们可以得出一个结论：同样一种食物，打磨得越碎，其中的营养越容易被人体吸收。也就是本节内容提倡的——细嚼慢咽。我们在进食的过程中，咀嚼是消化的第一道工序，如果能将食物充分咀嚼烂，会减轻胃的工作压力，吃进去的食物才能转变成血液等养分，保证人体气血充足，源源不断地滋养全身的每一个器官，倘若经常狼吞虎咽，食物不能被彻底嚼碎，胃需花费大力气对食物进行再加工，久而久之，胃功能会受到影响，使食物转化成血液等养分的能力下降，人体会因缺血而使各脏器功能下降从而出现各种疾病。

🍎 学会"好好吃饭"

给婴儿喂饭是一件十分困难、令人头痛的苦差事，明明只有几口饭，他们却能吃上半天。婴儿吃饭的效率看似不高，但是这中间也有值得我们学习的地方。吃饭的时候不要匆匆忙忙的，要留出充裕的时间来吃饭。若想真正从饮食中获得好处，就要将食物充分咀嚼，吃进嘴里的每一口食物，都要咀嚼 10~20 次之后才能下咽，这是比较理想的饮食方式。要把食物嚼得稀烂，变成容易吸收的碎糜之后，才算是完成任务了。

专心致志地吃饭：古人说"食不言，寝不语"，吃饭的时候要保持专心，不要三心二意，这是很有道理的。很多人喜欢边吃边聊，甚至大喊大叫，除了显得很没素质以外，还会对自己的身体造成伤害。

从吃饭中获得乐趣：有意识地品尝餐具中的食物，仔细体会其中的色、香、味，通过自己的体会，你会慢慢喜欢上品尝食物，你会觉得吃饭其实是一种极具情调的生活享受。

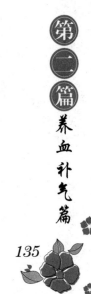

第二篇 养血补气篇

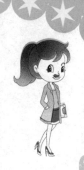

第二章
穴位按摩，疏经通络行气血

经络畅通，气血才会旺盛

经络是气血通行的管道

经络学说是中医的重要组成部分，是古人在长期的临床实践针对治疗效果的分析而研究出来的医学成果。人体的生理功能依赖于五脏六腑的运作，而经络则起到联通脏腑功能的作用，使人体内外、上下保持协调，从而能够进行有机的整体活动。十二经脉正像贯穿人体全身的营养运输管道，若是经络发生堵塞，就有可能产生各种疾病。因此，从经络学说被提出的那一天开始，它就和阴阳、五行学说一样，共同承担了构建中医理论的重要作用。

经络的排列方向大致可以分为上下和左右两种，上下贯通的称为经，左右联通的称为络，每一条经络都像一根绳子，共同织成了一张网，遍布全身，错综联系。在人体全身的所有经络中，最主要的包括十二正经，十二经别、十二经筋和奇经八脉。其中十二正经包括六只阳经、六只阴经，逐经相传，循行脏腑、头面、四肢；经别是十二经脉的别出，在阳经和阴经之间构成表里配合，着重于深部的联系；经筋是起于肢末，行于体表，着重于浅部的联系；奇经八脉则为调节十二经脉的。经脉是气血运行的通道，贯串在人体内外、上下、左右、前后，从而将人体各部分包括五脏、六腑、头面、躯干、四肢、九窍等，联系成为有机的统一整体。由于经络之间的互相联系，气血得以循环不息，内外相贯。

经络和气血之间的关系，就好像马路和汽车之间的关系，气血承载了重要的营养物质，是构成人体脏腑经络等组织器官的基本物质，而经络则为气血的运行提供了条件。人体的气血只有在经络的沟通下，才能发散到全身各个脏腑组织和器官，以发挥其作用，维持机体的生命活动。正由于经脉的营运，才能使气血灌注脏腑，滋养皮肤，脏腑和皮肤才得以发挥正常的生理功能，保证机体强健，这样就能抵御外邪的侵袭。从某种意义上说，也就防止了疾病的发生。另外，经络又必须依赖气血阴阳的濡养和温煦等作用，才能维持正常的生理活动。

虽然说气血通过经络运行，但是在每一条经络中，气血运行的量都不一样。至于十二经气血的孰多孰少，在古代的医术中都有相应的记载，其结果大同小异。十二经气血多少，是由该经气化功能作用所决定的，反映了经脉以及相关脏腑的生理特点，并与自然界阴阳消长规律相应。虽然十二经脉中的气血阴阳各有多少的差异，但因阴经阳经都有相配偶关系，阴经不足则阳经有余，阳经不足则阴经有余。阴阳经之间相互作用，使经脉中的气血在总体上还是平衡协调的。十二经气血多少的理论在临床上有一定意义，在治病调节经络气血时，要考虑经脉中气血的多少。

 自我检测经络是否畅通

检验经络是否通畅的最简便方法，就是捏一下自己身上的肉，

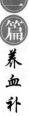
第二篇 养血补气篇

感觉是否痛，尤其是胳膊外侧的三焦经和小肠经的位置或是大腿上的肉，可明显地感觉出来，如果感觉又硬又痛，说明经络不通。

搓揉八髎穴。八髎，是八个穴位的统称，即上髎、次髎、中髎、下髎，分布在左右两条膀胱经上，分别在第一、第二、第三、第四骶后孔中。如果想重点测试一下督脉及足太阳膀胱经的情况，就可以通过快速搓揉八髎穴来检测。很多从来没有做过按摩的人，经络基本都不太畅通，搓八髎穴的时候热量并不会传递到脚上，一般只到臀部，稍好一点的膝盖能热，最好的才是脚能热。

平躺时观察肚子的状态。人的腹部集中了多条经络，其中就包括我们熟知的任脉。一个人平躺在床上，肚子应该露出一个凹陷，能够显出肋骨，而且往肚子上浇点水也不会流下来，用手触摸也不会有疼痛的感觉。打通肚子这段经络，主要是刮痧和按摩，但是不适合拔罐。

有明显的过血现象。手掌是气血运行的一个终端，因此很适合做过血的试验。用一只手紧紧握住另一只手的手腕，阻碍血液的流通，这样手掌会逐渐从红色变成白色。然后把手松开，会感觉一股热流一直冲到了手指尖，同时手掌也会从白色变成红色，这种现象就称之为过血，它意味着气血的流通是畅通的。如果想要知道下肢的过血反应，可以让别人帮忙，压住股动脉（仰卧位，用手指稍微用力按压腹股沟，能感觉到有一个地方有跳动感，就像摸手上的脉搏一样），也持续大约1分钟，接着松开手，若血能冲到脚趾尖，有过血的感觉，说明经络畅通。反之，就需要通过按摩打通经络了。

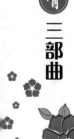

膈俞穴：补血养血"总开关"

功效。 宽中和胃、降逆止呕。

位置。 膈俞穴属于足太阳膀胱经，位于背部，当第七胸椎棘突下，旁开1.5寸。

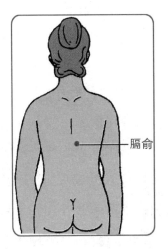

膈俞

主治。 膈俞穴主治呃逆、呕吐、胃痛、噎嗝、咳嗽、气喘等呼吸系统疾病，以及潮热、盗汗、背痛脊强等虚症。现代常用于治疗循环系统疾病，如心内膜炎、心脏肥大、心动过速、贫血、慢性出血性疾病，消化系统疾病，如胃炎、食管狭窄、小儿营养不良、肝炎、肠炎、肠出血，膈肌痉挛，呼吸系统疾病，如胸膜炎、哮喘、支气管炎等。

穴位配伍

配内关穴、足三里穴治呕吐、呃逆；配足三里穴、血海穴、膏肓穴治贫血；配肺俞、列缺、血海等可治气滞血瘀；配三阴交、蠡沟穴可治血淋；配膀胱俞、肾俞、气海可治尿血；配风池、血海、太冲可治疗行痹；配大肠俞、环跳、承山等可治腰腿痛；配迎香、印堂、血海等可治血瘀鼻衄；配太阳、睛明、球后等可治白内障；与肝俞、天枢、行间等相伍可共奏活血化瘀，行气止痛之效，可用于治疗腹痛；配日月、丘墟、肝俞等可治胁痛；配巨阙、厥阴俞阴陵泉等可治气滞心闷；配膻中、厥阴俞、内关等可治瘀血心闷。

第二篇 养血补气篇

膈指的是"心之下、脾之上"的那一层膈膜；俞，指的是"输出"。膈俞名意指膈膜中的气血物质由本穴外输膀胱经。本穴物质来自心之下、脾之上的膈膜之中，故名膈俞。

膈俞穴是血液交汇之处，称为"血会"，是治疗血病的总开关，对于血液系统有特异性，可以治疗一切血症，在现代医学临床中，对于辅助治疗一些因气血运行不畅而导致的疾病，如脑出血、脑梗死、贫血、高血压、慢性出血性疾病等都有良好的疗效。本穴还可以用于治疗偏头痛，以及调整血糖，因此对于糖尿病患者的治疗也有一定个帮助作用。

患者俯卧在床上，背部平坦，施术者两手置于患者上背部，用双手大拇指指腹分别按揉两侧的膈俞穴。按揉的手法要均匀、柔和。以局部有酸痛感为佳。每天早晚各1次，每次按揉2~3分钟，两侧膈俞穴可同时按揉。每天坚持按压，一直按到不疼了，身体就会大大改善。

在治疗血症时，普遍采用针刺手法，针体穿过皮肤、浅筋膜、深筋膜、斜方肌下部起腱以及背阔肌上部起腱，刺入低棘肌内。支配该皮区的神经血管是第七脑神经的后支的外侧皮支及其伴行的动、静脉。深层斜方肌处有副神经，背阔肌处则有胸背神经的分支；在骶棘肌中，有第八肋间神经后支的肌支及其伴行的第八肋间动、静脉的分支。

由于膈俞穴的位置十分特殊，因此针刺时不宜过深，以免引起

女滋阴养血补肾三部曲

嗝逆，起到令人预先不到的姐斜刺 0.5 ~ 0.8 寸，也可以使用艾灸，灸 10 ~ 20 分钟。

▽ 膈俞是补血大穴

膈俞位于人的背部，前方正对应的就是膈肌，当膈肌出现问题的时候，人体常常会出现一些气机上逆的症状，如打嗝、呕吐、气喘、咯血等，此时按揉膈俞穴，能起到缓解作用。所以，当我们不停地打嗝时，正确的做法不是拍打胸口，而是应该找人帮忙按揉膈俞穴。

膈俞穴位于心俞穴和肝俞穴之间，属于"血会"之穴，也就是气血交汇之处，是治疗血证的常用穴，具有活血止血、补血养血的功效，可以治疗各种血虚证、出血证和血瘀证。对人体来说，膈俞的作用类似于当归，还兼有阿胶的作用，这两种中药都具有补血的效果。经常按揉膈俞穴，不但能纠正贫血，治疗血虚导致的皮肤瘙痒，缓解阴血亏虚导致的潮热、盗汗，还能增强人体免疫力，是人体保健不可多得的一个好穴位。

一般来说，当背部的膈俞穴出现异常疼痛的时候，往往意味着疾病的发生，这是因为体内出现了血瘀的情况。古代医学典籍中对此就有记载，《备急千金要方》中就说到，当人们感到心口疼痛，好像锥刺、刀扎一样，气机郁结，内心烦闷的时候，可以在膈俞穴上艾灸七壮。《华佗传》中还记载，当年曹操头风发作，疼痛难忍的时候，华佗正是通过针刺膈俞穴的方式来缓解病情的，其依据的是"治风先治血，血行风自灭"的原则。现代研究证明，对膈俞穴进行刺激，确实具有缓解疼痛的效果。

第二篇 养血补气篇

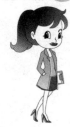

肝俞穴：调整元气除烦闷

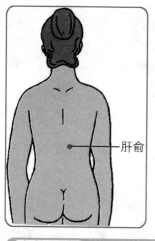

功 效 疏肝利胆、行气止痛。

位 置 肝俞穴属足太阳膀胱经，肝俞穴在背部，当第9胸椎棘突下，旁开1.5寸。

肝俞

主 治 主治肝炎、头晕头痛、健忘失眠等症，现代常用于治疗急慢性肝炎、胆囊炎、结膜炎、夜盲症、近视等。

穴位配伍

肝俞穴配期门穴，有清肝利胆的作用，主治肝炎，胆囊炎，胁痛；配光明主治目昏；配百会穴、太冲穴主治眩晕、头昏头痛，有清热明目的作用；配支沟穴、阳陵泉穴主治胁痛；配太冲穴治目眩；配肾俞穴、太溪穴，主治健忘、失眠，有滋阴养血补肾的作用；配大椎穴、曲池穴，主治癫痫，精神分裂症，有清热泻火、安神定志的作用。

穴位剖析

"肝俞"意为肝之背俞穴。肝指的当然是肝脏，俞指的是运输，肝俞指肝脏的水湿风气由此外输膀胱经。

中医认为，在养生的过程中，男子要注重肾的保养，而女子要重视肝的保养。这是因为肾藏精，肝藏血。维持男性生理功能的重要物质之一是肾精，肾亏精损可引起脏腑功能失调，诱发男性疾病，如不育、阳痿等疾病。而女人一生之中最大的敌人就是贫血，肝脏

滋阴养血补肾三部曲

不好极易引发贫血，此外肝为将军之官，主疏泄，性喜条达而恶抑郁。肝藏血，在志为怒，开窍于目，主一身之筋，所以怒伤肝，与眼睛有关的疾病、与筋有关的疾病、妇女月经不调等妇科问题，往往与肝有关。

穴位按摩

指腹按压法：取穴时以指腹按压，有酸胀微痛感为准，用力不可过大，手法要轻柔缓和。每次持续 10 秒左右再放开，然后再按，时间以 5 分钟为宜，每天 1 ~ 2 次，比如起床时或者睡觉时。人们在形容胸和背的区别时，会用一句老话"胸如井，背如饼"，意思是胸腔空间较大，像一口深井一般，而背部是平面的，紧贴着肌肉和五脏六腑，几乎没有空间，就像一张烙饼，所以按揉肝俞穴时不要用力过大，以防伤及脏腑。

大鱼际按揉法：将左手大鱼际放在肝俞上，以大鱼际为着力点，由肩、肘、腕带动，做一左一右的摆动，以穴位有明显的酸胀感为度。

如果你觉得以上两种方法都不方便，还可以试一试一个偷懒的方法，那就是用背撞墙。站在墙角，与墙角保持 10 ~ 15 厘米的距离，然后缓缓碰撞，持续 5 ~ 10 分钟即可。

▼ 春天注意保养肝脏

我们的生活条件在不断地改善，但是我们的身体健康是否也在不断提高呢？恐怕答案并不是肯定的。很多人享受着现代生活带来的一切便利，吃得越来越好，越来越精细，娱乐也越来越多，可是养生的知识却没有随之提升，结果所做的一切都变成了对健康的挥

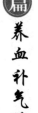

第二篇 养血补气篇

霍，身体变得越来越差。这个时候，就要检讨一下自己的生活方式了，如果你的生活享受是以消耗元气为代价的，那就得不偿失了。

中医认为，元气是生命的根本，元气充足，人的脏腑才能维持正常的功能。春天是万物复苏的季节，也是疾病最容易肆虐的季节，人在春季最容易产生偏头疼、口苦、肩膀酸疼、乳房及两肋胀疼、臀部及大腿外侧疼痛等症状，这些都是肝经和膀胱经失调造成的后果。肝经在身体中没有从头到脚的完全通道，故其排散瘀血和气都得借助身体的胆经通道，所以反映到身体的症状大都在胆经沿线。如果用手逐个按压肝经和膀胱经上的穴位，你或许会发现有许多的疼痛点，这说明肝经和膀胱经发生了堵塞，需要及时打通经络，让气血能够畅行无阻。

肝主生发，在五行之中属木，在四季之中对应的正是春天，因此春天保养肝脏是最合适的。肝俞穴在人体的位置中正对应着肝脏，艾灸肝俞穴适合所有女性朋友。每天 1 次，每次艾条灸 10 ~ 15 分钟，1 周为 1 个疗程。

另外，如果春天老是容易犯困，也可以用手指按摩按摩百会穴、风池穴和印堂穴等，这些穴位是人体的几处大穴，按摩之后有开窍醒脑的作用。

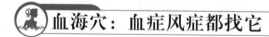 血海穴：血症风症都找它

功效 活血化瘀，补血养血。

位置 血海穴属足太阴脾经，在大腿内侧，髌底内侧端上 2 寸，当股四头肌内侧头的隆起处。

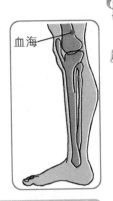
血海

主治。血海穴主治与血相关的疾病，也可用于治疗风症、皮肤病等，临床疾病主要有月经不调、经闭、痛经、崩漏、功能性子宫出血、带下、产后恶露不尽、贫血、小便淋涩、风疹、瘾疹、湿疹、皮肤瘙痒、神经性皮炎、丹毒、股内侧痛、膝关节疼痛、腹痛、体倦无力、便溏腹泻等。

穴位配伍

配三阴交穴治月经不调；配曲池穴治瘾疹；配三阴交、曲池、合谷治疗荨麻疹；配犊鼻、阴陵泉、阳陵泉治膝关节疼痛。

穴位剖析

人体内有四大"海域"：髓海、血海、气海和水谷之海。

血海穴属于足太阴脾经，和血有着密切的关系，是治疗血症的要穴。脾主统血，温五脏，脾经所生之血在这里发生聚集。流经本穴的物质是阴陵泉穴水液气化上行的水湿之气，温度和浓度都很高，这些物质在本穴聚集，范围巨大，如同海洋，因此命名为血海。本穴物质为天部的水湿云气，其性既湿又热，是血的气态物存在形式。穴内气血物质的出入为水湿云气，水湿云气折合为血则其量较小，如从孔隙中出入一般，因此又叫作血郄。

穴位按摩

现在瑜伽是一项热门运动，受到很多城市年轻人的欢迎。瑜伽和太极拳十分相似，都是通过肢体的动作，来让气血通畅，最终目标都是要达到人与自然的和谐与统一。在梵语中，"瑜伽"的意思就是"一致""和谐"等。在瑜伽的练习过程中，有一个很经典的动作，相

第二篇 养血补气篇

信瑜伽练习者一定不陌生，那便是盘腿深呼吸，这个招式同样可以用于血海穴的按摩。我们可以盘腿而坐，用双手从大腿根部向膝盖的方向来推揉，然后从膝盖推到大脚趾，这样就能很方便地推揉整个脾经。在这个过程中，在血海穴的位置重点按压几下，从点到面都不要错过，这对于调理人体的气血非常有好处。有练瑜伽的朋友，在练完之后顺势按摩几分钟，更是举手之劳，不费吹灰之力。

如果不喜欢瑜伽的姿势，又或者没学过瑜伽，也可以使用其他的姿势。可以坐在椅子上，将腿绷直，在膝盖侧会出现一个凹陷的地方，在凹陷的上方有一块隆起的肌肉，顺着这块肌肉摸上去，顶端即是血海穴，用手按压会出现明显的痛感。也可以让他人帮忙，或患者屈膝，施术者以左手掌心按于患者右膝髌骨上缘，二至五指向上伸直，拇指约呈 45 度斜置，拇指尖下是穴。最好每天 9 ~ 11 点，在脾经经气最旺盛时，按揉该血海穴，每侧按揉 3 分钟，以酸胀为度。脾胃为气血生化之源，脾经调理好了，吸收营养的能力也更强，不光皮肤瘙痒的症状能得到缓解，平时不太润泽的肤色也会有很大的改变。

▼ 脾经具有治疗血症和风症两种作用

足太阴脾经上共有 42 处穴位，主要功能便是统血，如果脾经出现问题，人体内的气血就会乱走。此时我们要做的就是刺激血海穴来引血归源，让气血的循行走上正常的轨道。所以，血海穴治疗的疾病和血有很大的关系。在生活中见得最多的就是皮肤瘙痒，比如湿疹引起的瘙痒。皮肤瘙痒的根源就是皮肤没有得到气血的滋养，再加上外界干燥的环境侵蚀造成的，只要能够把气血引过来，问题也就迎刃而解了。

中医认为许多皮肤疾病属于风症，按照"治风先治血，血行风自灭"的理论原则，也可以将血海穴用于治疗皮肤疾病，临床可用于治疗荨麻疹，老年皮肤瘙痒症，带状疱疹，银屑病，白癜风，股癣，湿疹，黄褐斑，过敏性紫癜，局限性硬皮病，神经性皮炎等。

女性在月经期间对于按摩要保持谨慎的态度，因为经期盆腔充血，此时用踩、捶或摩擦等方式，容易造成盆腔充血加剧和血流加快，导致月经过多，经期延长。一般女性在经期按摩只局限于背部及双下肢，且手法不宜太重。

气海穴：阳气充足能治病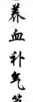

功 效 生发阳气。

位 置 气海穴属任脉，位于人体下腹部，体前正中线，当脐中下 1.5 寸，取穴时，可用食指和中指并放于肚脐中央，往下即为气海穴，按压有明显的酸胀感。

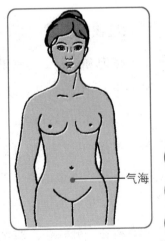
气海

主 治 主治气虚相关的疾病，如水肿鼓胀、脏气虚惫、疝气、月经不调、形体羸瘦、四肢乏力、水谷不化、大便不通、泻痢不禁、癃淋、遗尿、遗精、阳痿、痛经、经闭、崩漏、带下、产后恶露不止、脘腹胀满、胞衣不下、腰痛、食欲缺乏、绕脐腹痛、夜尿症、儿童发育不良等。

穴位配伍

气海穴配关元穴治产后恶露不止；配三阴交穴治白浊、遗精；

第二篇 养血补气篇

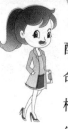

配灸关元穴、膏肓、足三里穴治喘息短气（元气虚惫）；配关元穴、命门穴、神阙穴急救中风脱证；配足三里穴、脾俞穴、胃俞穴、天枢穴、上巨虚穴，可以治疗胃腹胀痛、呃逆、呕吐、水谷不化、大便不通、泻痢不止（脾气虚弱）；配足三里穴、合谷穴、百会穴，治胃下垂、子宫下垂、脱肛等。

穴位剖析

气海，与血海一样，同为人体"四海"之一，可见其对人体的重要性。气，指的是气态物质；海，指的是像海一样大，气海意指任脉水气在此吸热后气化胀散。石门穴传来的弱小水气到达气海穴后，水气吸热胀散而化为充盛的天部之气，本穴如同气之海洋，故名气海。气海也叫气泽，意思是气海穴内的天部之气为混浊之状。

穴位按摩

气海和关元、足三里都是人体的保健要穴，特别适合女性。《扁鹊心书》中说："人于无病时，常灸关元、气海、命关、中脘，虽不得长生，亦可得百年寿。"每天艾灸1次，能调整和提高人体免疫机能，增强人的抗病能力。连续艾灸半个月，就会明显感到神清气爽，容光焕发，小腹也会比以前更加舒适。

足三里在小腿前外侧，在膝眼下3寸，胫骨前缘一横指，左腿和右腿各一处；在下腹部，前正中线上，当脐中下3寸。选准穴位后，点燃药用艾条，第一天艾灸左腿足三里和气海、关元，每穴悬灸10分钟，以各穴位皮肤潮红色为度。第二天用同样的方法悬灸右足三里和气海、关元。如此交替悬灸，连续3个月为1个疗程。休息1周，再继续第二个疗程。使用时注意力要集中，艾火与皮肤的距离，以受灸者能忍受的最大热度为佳，注意不可灼伤皮肤。

单独按摩气海穴时，可以起到温阳补气的作用，古人说"气海一穴暖全身"，对于那些体质虚寒的女性朋友来说，这简直就是不可多得的灵丹妙药。先以右掌心紧贴气海穴，按顺时针方向分小圈、中圈、大圈，按摩100～200次。再以左掌心，按逆时针方向，如前法按摩100～200次，动作要轻柔缓慢，按摩至有热感，你就能感觉到体内的气血顺畅，身体轻松。其实，以手掌那么大的面积来说，按摩到的又岂止是气海，连关元、神阙这几个距离很近的穴位都一块儿按摩了。

▼ 刺激气海，让自己充满阳气

气海穴是体内阳气汇聚的地方，按摩和艾灸都可以对其进行刺激，甚至连调整呼吸都可以达到保健功效。这里说的调整呼吸，和气功中的吐纳十分相似，它要求人们以腹式呼吸，达到深、匀、缓的效果。呼吸规律是人类自然的动律，调之使气息细长乃是顺其机能而延伸之，以达到强健人体、延年益寿之功。日常生活中，人们采用的多是胸式呼吸，靠胸廓的起伏达到呼吸的目的，这样肺的中下部就得不到充分地利用，同时也限制了人体吸入的氧气量。而腹式呼吸是加大腹肌的运动，常有意识地使小腹隆起或收缩，从而增加呼吸的深度，最大限度地增加氧气的供应，就可以加快新陈代谢，减少疾病的发生。

正确的腹式呼吸，首先要求放松腹部，这是第一步，也是极为重要的一步。接着深吸一口气，用手抵住气海穴，慢慢用力压下，同时先缓缓吐气。大约5秒钟后再恢复自然呼吸。如此不断重复，气血的运行必然逐渐好转。

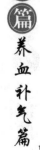

第二篇 养血补气篇

149

有条件的朋友也可以试试拔罐，拔罐和针灸一样，都是非常古老而行之有效的治病方法。对于阳气不足或者寒湿体质的患者，可以在气海穴拔罐，根据患者阳虚的程度不同，施术之后局部皮肤的温度会表现出不同程度的低温，阳虚越甚者，局部皮肤的温度越低。这个方法既可以作为一种治疗手段，也可以作为对患者体质判断的一个方法。

百会穴：提升真气更长寿

功 效。 生阳固脱，开窍健脑。

位 置。 百会穴归属于督脉，位于头顶正中，以两边耳尖划直线与鼻子到后颈直线的交叉点。取穴时，头要微微低下。

百会

主 治。 百会穴是百脉交汇之所，可以用于治疗多种疾病，其中既有症状较轻者，也有顽固的疑难杂症，例如头痛、头晕目眩、高血压、低血压、失眠、焦躁、惊悸、健忘、尸厥、中风不语、癫狂、痫证、癔症、耳鸣、鼻塞、脱肛、痔疾、阴挺、泄泻、血管性头痛等。

穴位配伍

配合足三里、中脘、建里、气海，治疗因中气下陷所致的胃下垂；配合太冲、头维、太阳、风池治疗肝阳头痛；配合谷、太冲、十宣治疗中风、神智昏迷抽搐等；配关元、气海，治疗中风脱证；配四神聪、绝骨、足三里、三阴交，治疗年高体衰所致的健忘证；

女 滋阴养血补肾三部曲

配神门、内关、三阴交、申脉、照海治失眠；配合四神聪、太溪、照海、太冲、风池治疗脏躁；配和太冲、合谷、十宣治疗角弓反张；配天窗穴治中风失音、不能言语；配长强穴、大肠俞穴治小儿脱肛；配人中穴、合谷穴、间使穴、气海穴、关元穴治尸厥、卒中、气脱；配脑空穴、天枢穴治头风；配水沟穴、足三里穴治低血压；配水沟穴、京骨穴治癫痫大发作；配肾俞穴主治炎症。

穴位剖析

百会穴是一个极为特殊的穴位，它位于头顶中心，当人站立时，人体所有穴位当中只有百会穴通于天气，在头最高的位置，又是人体各个经脉汇聚的地方。

百会，意为百脉交会于此处。中医里有一句话叫"头为诸阳之会"，在经络里边把头叫诸阳之汇。也就是人体所有的经脉分成阴的经脉和阳的经脉，属于阳的经脉，全部都会汇聚到头部；属阴的经脉全部都有一个分支，叫作经别，也会经过头部，所以头部是所有经脉会聚的一个地方，两条膀胱经、督脉、两条胆经这五条经脉都是直接进入到脑内的经脉，就是和我们的神质功能有密切联系的经脉，而百会穴就是这些经脉里最重要的一个穴位。百脉之会，百病所主，故百会穴的治症颇多。

穴位按摩

百会穴位于头部，与许多经脉相通，而且容易受伤，所以按摩的时候力气不能太大。如果是自己在家里操作，一般不建议针刺百会穴，最多用皮肤针轻轻敲打。如果要艾灸百会穴，需要在他人帮助的情况下进行。

轻按法：患者端坐在椅子上，先用手指找到百会穴，然后绕着

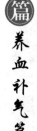

百会穴抚摸头顶，每次按顺时针方向和逆时针方向各按摩 50 圈，每日 2 ~ 3 次，可以疏通经络，提升督脉的阳气。高血压的朋友用此方法，每天坚持，可以使血压稳定并降下来。对于低血压患者，刺激百会穴可以起到升提血压的作用。

点揉法：找到百会穴，将中指放在百会穴上，其他手指放松地搭在头发上，先由轻渐重地按 3 ~ 5 下，然后再向左、向右各旋转揉动 30 ~ 50 次。如果是体质虚弱或患有内脏下垂、脱肛等症的朋友，开始按揉时动作要轻一些，以后逐渐加重，按摩的次数也可随之增多。

叩击法：会为诸阳之会，轻轻叩击可以起到活血通络的作用，用右空心掌轻轻叩击百会穴，每次 10 下，可以保持心情舒畅，解除烦恼，消除思想顾虑。百当外感风寒出现头疼或休息不好、失眠引起头部胀痛时，可用此方法缓解。

▼百会——死穴，也是补穴

在武侠小说中，人的身体上有许多处死穴，一旦击中这些穴位，轻则身受重伤，重则立即毙命。其实，这些都是小说家们根据自己的想象而夸张出来的，死穴确实存在，只是没有那么夸张。人体有 108 个要害穴，其中 72 个不致命，而剩下那 36 个是致命穴，其中就包括百会穴、膻中穴、太阳穴等我们熟知的穴位。百会穴属于督脉，是手三阳、足三阳以及督脉交汇的地方，如果这个位置被击中了，确实有可能出现昏厥倒地、人事不省的情况。

传统医学认为，人体内存在一股真气，它维系着人的性命。真气可以通过修炼获得增强，而通过对百会穴穴位的保健和锻炼就可以达到提升真气、调节心脑系统的功能，因此百会穴又被称为长寿

滋阴养血补肾三部曲

穴。也正是因为百会穴的位置极为特殊，因此它与身体中诸多穴位是相通的，按摩这个穴位就能起到很好的疏导经气的作用。例如，当头部疼痛的时候，说明身体内的某些经络发生了阻滞，此时按摩百会穴就能够很好地缓解头痛。百会穴还具有升阳固脱的效果，也就是说如果出现了脱肛还有子宫脱垂的问题，作用百会穴也具有很好的治病效果。除此之外，百会穴的作用还有很多，不仅能够治疗身体的不适情况，同时还有保健身体的作用。

内关穴：守护心脏的关口

功效 疏导水湿，理气止痛。

位置 内关穴属手厥阴心包经，在手掌面关节横纹的中央，往上2寸的中央凹陷处。

主治 内关穴有保护心经的作用，是守护心脏的大门，可以用于治疗多种心脏疾病，例如心痛、心悸、健忘、失眠、癫狂、痫证、郁证、眩晕、中风、偏瘫、心绞痛、心律不齐等，后来内关穴的效用被逐渐放大，也开始用于其他多种疾病，其中既包括精神类疾病，也包括器质性疾病，如胸痛、胃痛、呕吐、孕吐、晕车、呃逆、哮喘、偏头痛、热病、产后血晕、肘臂挛痛、神经衰弱、精神分裂症、癔症、无脉症等。

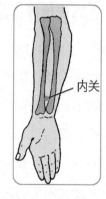

内关

穴位配伍

配足三里穴、中脘穴主治胃痛、吐泻；配膈俞治胸满支肿；配公孙穴治肚痛；配中脘穴、足三里穴治胃脘痛、呕吐、呃逆；配外

关穴、曲池穴治上肢不遂、手振颤；配建里穴除胸闷；配大陵穴、神门穴主治失眠；配郄门穴主治心痛。

穴位剖析

从名字上看，内关的意思就是身体内部的关卡。心包经的地部经水如同涓涓细流到达此处，并由本穴的地部孔隙注入心包经的体内经脉，但是另一方面，从体内经脉而来的水气物质到了这里以后，却被阻挡在里面，无法流至体表，这一放一拦就好像关卡一般，故而得名。

内关穴属心包经，而心包经跟心脏联系在一起，心包经的异常会导致多种心脏疾病，内关穴则可以疏通经络，治疗多种疾病。

穴位按摩

内关穴位于人的手腕上，因此取穴的时候要把手腕正放。可以把左手平放在桌上，右手的三个手指头并拢，无名指放在左手腕横纹上，这时右手食指和左手手腕交叉点的中点就是内关穴。如果仍然不明白的话，还可以采用另外一种更简便的方法取穴，用力攥住拳头，可以看到手腕上有两根筋，量好三指的距离（即2寸），内关穴就在两根筋之间凹陷的位置。按摩时，用左手的拇指尖按压在右内关穴上，左手食指压在同侧外关上，按捏10～15分钟即可，按压时力度以感觉到有一种酸麻胀感传向腋窝。左右手可轮换按压。在平日的养生保健中，可以经常按压，舒缓疼痛症状，解除疲劳。

按压内关穴还可以缓解胃寒引起的胃痛，寒邪客于胃中，寒凝不散，阻滞气机，是导致胃气不和引发疼痛的主要原因，此时我们可以通过按压两手的内关穴来缓解疼痛。

▼ 内关加外关，延缓衰老养容颜

人在 20 岁时正是青春年少，到了 30 岁正值壮年，身体机能达到鼎盛状态。但是我们也知道，这种状态不可能永远保持下去，人都是要衰老的，进入 40 岁之后，身体机能开始逐步下降，这一点在女性身上表现得尤为明显。女性进入更年期后，体能下降，健康情况也变差，容易出现心慌、气短、出虚汗等不适症状。在医院检查时，各项指标又基本正常，医院也查不出是什么病，只能说是更年期综合征，或者亚健康状态。

这里我们不得不再次提到《黄帝内经》这本书了，这本书就已经对女人的这种变化进行过描述，它说："五七，阳明脉衰，面始焦，发始堕；六七，三阳脉衰于上，面皆焦，发始白；七七，任脉虚，太冲脉衰少，天癸竭，地道不通，故形坏而无子也。"翻译成白话文就是：35 岁时，阳明经脉气血渐衰弱，面部开始憔悴，头发也开始脱落。42 岁时，三阳经脉气血衰弱，面部憔悴无华，头发开始变白。49 岁时，任脉气血虚弱，太冲脉的气血也衰少了，天癸枯竭，月经断绝，所以形体衰老，失去了生育能力。女人的衰老首先从阳明经开始，慢慢地导致三条阳经气血逐渐衰退。头为诸阳之会，气血不能上达于面部，皱纹和斑点就产生了。从养生和美容的角度讲，中国古人讲究心灵美，是很有深意的。人的美实际上与气血息息相关。心主神，其华在面。心之神主要靠气血来充盈，气血充足，自然反映到脸上，所以女人养颜首先要养心。

在传统武术中，有一种方法，叫作"双关并打"，就是两只手腕交替击打，外关穴和内关穴互相敲打按摩。这样既能治外关的病，也能治内关的病，还具有防身的作用。内关穴的真正妙用，在于能

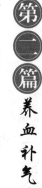

第二篇 养血补气篇

155

打开人体内在机关，有补益气血、安神养颜之功。而外关穴则有清热解毒、解痉止痛、通经活络的功效。

膻中穴：梳理胸口的闷气

功效。宽心顺气，活血通络。

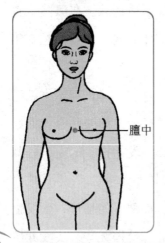

膻中

位置。膻中属任脉，在胸部，当前正中线上，两乳头连线的中点，平第4肋间隙。女子取穴，则于胸骨中线平第4肋间隙处定取。

主治。主治咳嗽、气喘、咯唾脓血、胸痹心痛、心烦、产妇少乳、噎嗝、呃逆、收缩、腹痛、心悸、呼吸困难、过胖、过瘦、乳腺炎、缺乳症等。

穴位配伍

配天突治哮喘；配曲池、合谷（泻法）治急性乳腺炎；配肺俞、丰隆、内关治咳嗽痰喘；配中脘、气海治呕吐反胃；配内关、三阴交、巨阙、心平、足三里治冠心病急性心肌堵塞；配乳根、合谷、三阴交、少泽、灸膻中治产后缺乳；配厥阴俞、内关治心悸、心烦、心痛。

穴位剖析

关于"膻"的意思，字典上有两种解释，第一种是指胸中、袒露，意思是说该穴位于胸口正中。还有一种解释和羊相关，也就是我们平时所说的羊膻气，这是羊肉散发出来的独特的臊气，原意是指羊腹内的膏脂，从这一层意思来看，"膻中"指的就是该穴内的物质为吸热后的热燥之气。中，与外相对，指穴内。膻中名意指任脉之气在此吸热胀散。本穴物质为中庭穴传来的天部水湿之气，至此吸热而变为热气，如羊肉带有辛臊气味一般。

膻中穴位于胸口正中，周围聚集着心包经的经气，与任脉及其他多条经络也有联系，最主要的作用是活血通络，宽胸理气，止咳平喘。现代医学研究证实，刺激该穴可通过调节神经功能，松弛平滑肌，扩张心脏冠状血管及消化道微循环等作用，能有效预防治疗各类气症，包括呼吸系统、循环系统、消化系统病症，如哮喘、胸闷、心悸、心烦、心绞痛等。

穴位按摩

用手指按压膻中穴，痛感比较明显，因此按摩时不能太用力，可以采用以下几种相对温和的方法。

推法：两只手掌面自膻中穴沿胸肋向两侧推抹至侧腰部，20 次左右。

擦法：拇指或手掌大鱼际部由上向下按擦，感觉局部发热即可。

揉法：拇指或由手掌大鱼际部先顺时针后逆时针方向各按揉 20 次，反复 10 次。

温和灸：每次 3～5 分钟。适用于有寒证者或产后缺乳者。

叩击：用皮肤针轻轻敲打 200 次左右。

▼ 常按膻中穴，增强免疫力

人体内部存在许多免疫器官，其中包括胸腺、甲状腺等，这些器官共同构成了人体的免疫能力。胸腺位于胸部，是 T 淋巴细胞分化、生长、发育的场所——这是一种能够变异细胞，并将其杀死，防癌变的细胞组织，也是分泌胸腺激素及激素类物质的重要内分泌

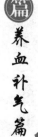

器官。胸腺每个人出生以后就存在的，到了青春期发育到顶峰，可达到30～40克，但是人到40岁以后，胸腺就开始萎缩，有的人到了老年时，胸腺几乎完全萎缩，大部分被脂肪组织所取代，所以老年人总是显得体弱多病。

膻中穴位于人体前中线，对应的正好就是胸腺。另外研究表明，该穴位居胸腺的部位，与三焦络相连，参与机体的细胞免疫，同时又有抗感染的作用，增强机体免疫力，对延缓衰老也有一定作用。经常按揉膻中穴，能够对胸腺部位起到良好的刺激作用，对胸腺产生保健作用。为有效保护好我们的心肺功能，延缓衰老，全面提高机体免疫力，中老年朋友都要关心和重视对胸前处膻中穴的按揉。每天早上起床前或晚上睡觉前各按揉一次，开始每次顺时针按揉此穴位36次。按揉时要找准位置（两乳头连线的中点）。按揉的频率和轻重视个体而定，手法不宜过重。

除此以外，膻中穴还具有多种保健功效。我们有时会感到膻中穴隐隐作痛，用手指按压时，疼痛会变得更加厉害，其实这就是此处气血运行不畅的表现，有的心脏病患者也会时常感到膻中穴不适，并出现呼吸困难、心跳加快、头晕目眩等症状，此时按按膻中穴，可以提高心脏工作能力，使症状缓解。女性朋友按摩膻中穴，不仅能防治乳腺炎，还可丰胸美容。

② 章门穴：女人健康的门户

功效 降浊固土，统治五脏。

位置 章门穴属于足厥阴肝经，位于人体的侧腹部，当第11肋游离端的下方。取穴时，将手贴在脸上，肘尖和腹部接触的位置，

158

就是章门大概所在的位置。

主治 此穴为会穴，统治五脏疾病，因此在临床上可以用于多个脏腑的多种疾病，例如消化系统疾病：腹痛腹胀，肠炎泄泻，胁痛，肠鸣，痞块，消化不良，呕吐，肝炎黄疸，肝脾肿大，小儿疳积，以及其他部位的疾病，包括高血压，胸胁痛，腹膜炎，烦热气短，胸闷肢倦，腰脊酸痛等。

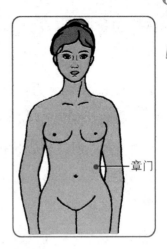

章门

穴位配伍

章门穴配梁门、足三里治腹胀；配天枢穴、脾俞穴、中脘穴、足三里穴治肝脾不和之腹胀、痞块、胁痛、泄泻、消瘦；配足三里穴治荨麻疹、组织胺过敏症；配肾俞穴、肝俞穴、水道穴、京门穴、阴陵泉穴、三阴交穴、阳谷穴、气海穴治肝硬化腹水、肾炎；配内关、阴陵泉治胸胁痛；配足三里、太白治呕吐；配足三里、梁门，有健脾和胃的作用，主治腹胀；配内关、阳陵泉，有疏肝理气的作用，主治胸胁痛；配足三里、太白，有健脾和胃止呕的作用，主治呕吐。

穴位剖析

章门穴属于肝经，肝经的强劲风气来到此处后，风势逐渐平息，犹如出入门户一般，因此叫"门"。在古代，章的意思有很多，其中一条释义为"贵重的材料"，什么是人体中贵重的材料呢？那当然是五脏了，"章门"是五脏的会穴，会是指五脏的精气都在此穴会聚。刺激这一个穴，等于把五脏功能都调节了。章门穴在腋中线，第一浮肋前端，取穴时可以屈肘合腋，肘尖正对的地方就是。

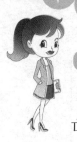

艾灸法：章门是死穴之一，古人说"章门被击中，十人九人亡"，因此不能强力击打该穴。做日常保健时，可以艾灸或按摩章门。有的女性吃东西不注意，经常胸肋胀痛，有严重的胃痛，脾气非常急躁，而且总是不由自主地叹息，这是由于她们肝火上扬，舌苔黄薄，体内有热。此时可以用艾条灸章门、期门、足三里和内关，这有利于协调五脏，调节肝脏和胃部的气血，从而达到消除肝火的目的。

按压法：用双手手指指端按压此穴位，并且做环状运动。每日2次，每次2分钟。可治疗腹胀、黄疸、消化不良、胃痛、胃下垂等疾病。也是治疗消化不良的主要穴位之一。疾病治疗：多用于治疗胸膜炎、肋间神经痛、肠炎、胃炎等疾病。

叩击法：女人以肝为本，肝经对女人十分重要，经常敲击可以防治许多妇科疾病，例如乳腺增生，所以这个穴位尤其重要。在肝气疏散的同时，脾的功能随之增强了。大家知道脾是管运化的，管消化食物的，管生血的，所以敲击章门穴对气血的生成也很有帮助。

▼刺激章门穴，养胃又减肥

胃是人体的消化器官，一旦出现问题，将会给我们带来巨大的困扰，但是不幸的是，社会发展到今天，胃病已经成了一种非常普遍的疾病，其中相当一部分是消化性溃疡。春季是消化性溃疡病的高发时期，这是因为春季冷暖气温频繁变化，早晚温差大，随着人体代谢变得旺盛，胃酸分泌增加，所以很容易引发消化性溃疡。胃溃疡和十二指肠溃疡都叫作消化性溃疡，主要病因是幽门螺旋杆菌感染，其次还与胃酸分泌过多、胃排空延缓、胆汁反流等有关，与遗传因素、药物因素、环境因素等也有一定关系。从中医的角度来看，消化性溃疡属于胃脘痛，也就是说胃靠近心窝的地方发生疼痛，同时伴有泛酸、嘈杂、胀闷、食欲差等症状，少数患者有黑便史。

中医治病向来讲究追根溯源，胃脘痛的发病部位在胃，但是它与肝、脾二脏密切相关。章门是脾之募穴，足厥阴脉在此处与五脏之气相会合，为脏气出入之门户，因此该穴是主治脏病的要穴。刺激章门穴，有非常好的调理阴阳盛衰，引邪外出的作用，尤其擅长疏肝健脾、理气散结，因此刺激章门可以有效治疗消化性溃疡。

为什么说刺激章门穴有减肥的功效呢？其实是因为敲打章门穴可以增减胆汁的分泌，胆汁分泌得多了，消化功能也就增强了，再配合其他种减肥方法，可以提高大幅减肥的效率。

天枢穴：调理肠胃益气血

功效 理气健脾、通经活络。

位置 天枢穴属于足阳明胃经，在腹部，横平肚脐中央，前正中线旁开2寸处。即腹中部，距脐中左右2寸处。仰卧，肚脐旁开3横指，按压有酸胀感处。

主治 天枢穴主要用于治疗腹部疾病和肠胃疾病，如便秘、腹泻、细菌性痢疾、腹痛、腹胀肠鸣、呕吐、虚损劳弱、伤寒、中暑呕吐、急性阑尾炎、月经不调、

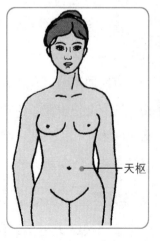

天枢

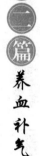

不孕、带下，以及肠道蛔虫症、肠梗阻、阑尾炎、细菌性痢疾、小儿单纯性消化不良等。

天枢穴配中极穴、三阴交穴、太冲穴，有疏肝理气，调经止痛的作用，主治月经不调，痛经；配大肠俞穴、足三里穴，有温通气机，调理肠腑的作用，主治肠炎；配足三里穴治腹胀肠鸣，有和中止泻的作用，主治腹泻；配气海穴治绕脐痛；配上足三里穴、大肠俞穴治便秘；配上巨虚穴，有解毒清热化湿的作用，主治急性细菌性痢疾；配足三里穴；配上巨虚穴、阑尾穴，有理气活血化瘀的作用，主治急性阑尾炎；配上巨虚穴、阑尾穴治急性阑尾炎；配上巨虚穴、曲池穴治细菌性痢疾。

天枢，原本是天上星星的名字，即天枢星，是北斗七星中的一颗。夏天的夜晚，当我们在院子里乘凉时，仰望天空，就可以看到明亮的北斗七星，勺子顶端的那颗星就是天枢星。天枢星是北斗一，向两侧连线分别为北斗二天璇星和北斗四天权星。

流经天枢穴的气血，分为两条路径，一是穴内气血外出大肠经所在的天部层次，二是穴内气血循胃经运行。天枢穴的气血物质也是从两个方向而来的，一是从太乙穴、滑肉门穴传来的风之余气，其二是由气冲穴与外陵穴间各穴传来的水湿之气，胃经上、下两部经脉的气血相交本穴后，因其气血饱满，除胃经外无其他出路，因此上走与胃经处于相近层次的大肠经，也就是向更高的天部输送，故名。

适当按摩天枢穴，便可以起到止泻的作用。患者仰卧在床上，

滋阴养血补肾三部曲

也可以坐在椅子上，只要能够露出肚脐，同时又不会给自己带来不便就行。全身肌肉放松，找到天枢穴，用大拇指按压，力度由轻渐重，缓缓下压，力量可以稍微大一些，令穴道产生酸胀感是最好的。持续 4~6 分钟，然后将手指慢慢抬起（不要离开皮肤），再在原处按揉片刻。然后由外向内打圈，揉动穴位。每天按摩 100~200 下。按动时不要用力过猛，一般揉动超过 50 次，就能听到腹中肠鸣，并且天枢部位的皮肤发热。这就是改善肠胃气血的过程。如果腹部没感到舒适，可重复上述动作一到两次。大多数的腹痛、腹泻，按压一次就有明显的效果。

▼ 天枢治失眠，治标又治本

在所有的失眠患者中，相当一部分人同时患有肠胃失和，只是人们很少把二者联系到一块儿，他们不觉得二者之间能有什么联系。古代，中医强调"胃不和则卧不安"，意思是说肠胃有毛病就会引起心神不宁、失眠。而且，最新医学研究认为，肠胃病确实与失眠有着密切的关系。大量临床观察发现，许多长期失眠或入睡后易醒的人都患有慢性胃炎、胃溃疡、结肠炎等。因此，这些人的肠胃病治愈或缓解后，失眠症也会明显减轻，甚至消失。所以，如果你经常失眠的话，不要立即认定自己是神经衰弱，更不要长期轻易服用安眠药，这些药物暂时会起到改善睡眠的作用，但是无法解决问题的根本，相反会对身体造成一定的伤害。

想要从根本上解决这一类睡眠障碍，就必须先治疗引起睡眠障碍的病根，即胃肠道疾病，特别是那些已经确诊患有胃炎、肠炎、胃溃疡、十二指肠溃疡等疾病的患者；或者是还没有做过相关检查，不能明确病情，但又经常感觉胃部不适的朋友；或者是有慢性胃病

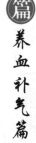

第二篇 养血补气篇

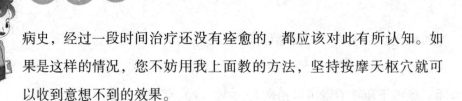

病史，经过一段时间治疗还没有痊愈的，都应该对此有所认知。如果是这样的情况，您不妨用我上面教的方法，坚持按摩天枢穴就可以收到意想不到的效果。

除此之外，对于一些经常出现痛经或者月经不调的女性朋友，按摩天枢穴也能够起到一定的治疗效果。另外，女性出现功能性子宫出血还有子宫内膜炎也能够通过按摩这个穴道来进行治疗，也能起到一定的辅助治疗的作用。即便是怀孕期间的女性，也可以对天枢穴进行按摩，但是不能使用针灸，按摩力度也不宜太重。

隐白穴：女性止血最有效

功 效 调经统血，健脾回阳。

位 置 隐白穴属足太阴脾经，在足大趾末节内侧，距趾甲角0.1寸。

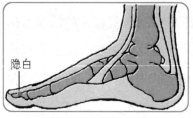

隐白

主 治 在古代医书的记载中，隐白穴主要被用于治疗腹胀、便血、尿血、月经过多、崩漏、癫狂、多梦、惊风等症，而在现代有明确记载的临床实践中，证实隐白穴可以用于治疗功能性子宫出血、上消化道出血、急性肠炎、精神分裂症、神经衰弱等。

穴位配伍

隐白穴配地机穴、三阴交穴治疗出血症；配素髎穴、内关穴、三阴交穴治痛经；配大敦穴，具有醒脑开窍的作用，主治昏厥、中风昏迷；配脾俞穴、上脘穴、肝俞穴，具有益气活血、止血的作用，主治吐血、衄血；配足三里穴、天枢穴治腹泻；配五处穴、支沟穴治小儿惊风；配气海穴、血海穴、三阴交穴主治月经过多。

穴位剖析

隐指隐秘，而白是肺的颜色，是水蒸气的颜色。隐白穴在深层通过孔隙与脾经体内经脉相连，这样就使脾经的阳热之气从此处溢出，不容易被人觉察，故名隐白。此穴具有调血统血，扶脾温脾，清心宁神，温阳回厥的作用，是治疗妇科出血性疾病的要穴，对于月经过多、崩漏等妇科疾病，上消化道出血、便血、尿血等慢性出血性疾病，以及癫狂、多梦等病症有良好的疗效。

隐白穴是足太阴脾经的井穴，和其他穴位名称中的"海"相比，"井"这个字的气势明显降低了许多，井穴就像是地表掘出的一眼泉水，气血在此流通的并不明显，脉象很浅小。全身十二经脉各有一个井穴，故又称十二井穴，均位于手指或足趾的末端处。脾统领周身之津液，并不局限于"血"这一种物质。有些儿童甚至大人都会有睡觉流口水的情况，这是典型的脾虚不摄津液。如是女性患者，则常伴有月经不调的现象，有可能出现崩漏，以及肺气不足所致的鼻出血等，这个时候不妨每天按摩一下隐白穴。

穴位按摩

在怀孕期间，女人不适合在腹部做针刺，因为这可能会给胎儿健康带来不稳定因素。古人非常聪明，在安胎的时候取穴隐白、三阴交，这两个穴位可以针灸，也可以按摩。脾统血，因此在孕期出血的时候，艾灸隐白穴也会有很好的止血效果。另外，艾灸隐白穴可治疗血崩，既简便易行，又效果明显。如果胎位不正或胎动不安，找到小脚趾上膀胱经的至阴穴，针一下去，隔天胎位就正了。

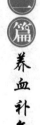

第二篇 养血补气篇

取穴时，可以端端正正地坐在椅子上，腿脚放松，在大脚趾的外侧找到隐白穴，按压有痛感。用拇指和食指揉捏足大趾末节两侧，按压时力度可以稍重。每次按摩五分钟，每日按摩2次。

▼ 隐白穴是止血圣药

月经是女性正常的生理现象，但是由于生活压力大、工作时间长、营养失调等多种因素的影响，许多女性会出现月经失调的情况。其实，这种异常状况也是对我们的警告，提醒我们及时改变生活状态，巩固健康的基础。

从中医的角度上来看，脾为生化之源，后天之本，有统血之功；肝为将军之官，主藏血，有贮藏和调节血液的功能。若脾不统血，肝失藏血，在临床上就会表现为血症，如便血、尿血、月经过多、崩漏等，此外还会伴有四肢不温、神疲体倦、纳呆便溏等现象。年轻女性多见的是功能失调性子宫出血，无器质性病变的月经失调。功血有两种，其中一种是青春期女孩性腺轴发育不完全，导致的无排卵或无周期排卵的功血，临床出现无规律失血或经量过大的症状，严重者引起贫血甚至出血性休克。另一种是有排卵功血。

隐白穴是有名的止血大穴，尤其对于月经失调过程中出现的经期延长、流血过量以及崩漏等症有明显的效果。《神应经》说："隐白，妇人月事过时不止，刺之立愈。"又曰："夫艾取火，取艾之辛香作柱，能通十二经脉，入三阴，理气血，治百病，效如反掌。"可见隐白确实是治疗崩漏及止血的要穴，而且身为脾经井穴，平时艾灸或按摩隐白穴也有健脾统血和调节胃气的功效。针刺隐白穴，留针20分钟，血就会慢慢停止，或者用三棱针点刺隐白穴、大敦穴出血2~3滴。

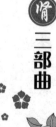

　　隐白穴除了能够止血，对于白带的治疗效果也非常好。有句话叫"十女九带"，赤带和白带是女性的常见症状，中医在使用针灸治疗的时候多取穴临泣穴、三阴交、血海、隐白。

肺俞穴：补气根本在于肺

功 效。散发肺热，增强呼吸。

位 置。肺俞穴属足太阳膀胱经，位于人体的背部，当第3胸椎棘突下，旁开1.5寸。

主 治。主治咳嗽、气喘、吐血、骨蒸、潮热、盗汗、鼻塞等。

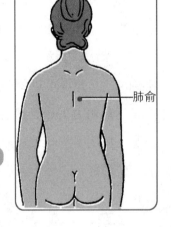

肺俞

穴位配伍

　　肺俞穴配膏肓穴、膈俞穴、心俞穴、足三里治小儿哮喘；配大椎、风池、关元、肾俞治反复感冒；配丰隆、天突、膻中、三阴交、中脘、肾俞治阻塞性肺气肿；配风门穴治咳嗽喘；配合谷穴、迎香穴治鼻疾。

穴位剖析

　　肺俞穴是足太阳膀胱经上的一个穴位，位于人的背部，正好对应着肺脏。肺俞是肺脏的湿热水气由此外输膀胱经之处，为治疗肺脏疾病的重要腧穴，故名肺俞。俞就是输，输出的意思。

穴位按摩

　　温灸法：使用艾灸治疗疾病，是中国传统医学的一大特色，艾灸中的温灸法更是十分方便，也不会给身体健康带来负面影响。取

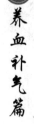

第二篇 养血补气篇

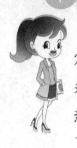

穴时，患者宜采取俯卧在床的姿势，也可以低头正坐。可以点燃艾条，在他人的帮助下，距皮肤 2~3 厘米进行熏灸，使局部有舒适温热感而无灼痛为宜。也可以使用艾灸盒，直接固定在皮肤上就可以了，不会烫伤皮肤。一般每次灸 10~15 分钟，以局部微红为度。每日或隔日 1 次。艾灸肺俞穴可以起到温肺润燥、止咳平喘之功效，可有效预防和改善凉燥的各种症状。肺主皮毛，开窍于鼻。因此，艾灸肺俞穴，还可温肺润燥、强壮皮毛、开通鼻窍，防治过敏性鼻炎、皮肤干燥瘙痒等病症。

按摩法：按摩肺俞穴需要在他人的帮助下进行，否则个人很难准确取穴。患者可以俯卧在床，操作者两手拇指指腹放置在肺俞穴上，逐渐用力下压，然后缓缓按揉，使患者产生酸、麻、胀、重的感觉。再用手掌的大鱼际紧贴在穴位上，稍用力下压，来回摩擦皮肤，使局部有热感，以皮肤微红为度，再轻揉按摩放松。如此反复操作 5~10 分钟，每日或隔日 1 次。

经常咳痰的患者也可以按摩肺俞穴，一边按摩肺俞穴，一边深呼吸，每次按摩坚持 1 分钟，重复 3 次，就会感觉喉咙处的异物感有所减轻。给小孩按摩时，力度不能按压太大，可以增加次数。如果咳的是黄痰，基本属于风热咳嗽，可以用皮肤针敲打，每个穴位也是敲打两三分钟。如果咳的是白痰，那就基本可以确定是风寒所致，按摩的力度可以轻一些。

▽ 秋季养肺护肺有六招

在中国，气候变化比较明显，秋天大多干燥，或凉爽或炎热，肺在这样的环境下很容易受伤，因此要留意养肺润肺。燥为秋季之主气。燥邪为干涩之病邪，最易耗伤人体的津液而出现口干舌燥、

皮肤干涩等症。而肺为娇脏，喜润而恶燥，易受燥邪所伤，使肺的宣发肃降功能失司，出现干咳少痰或痰中带血，甚至喘息胸痛等症。深秋时节的秋燥与初秋的秋燥又有不同。夏秋之交的燥为温燥，大都偏热；秋冬之交的燥为凉燥，大都偏寒。中医以为，治肺有宣肺、肃肺、清肺、泻肺、温肺、润肺、补肺、敛肺八法。前四法归于祛邪，后两法归于扶正，而温肺、润肺偏于祛邪。在平时的生活中，可以用下面几种办法。

常按摩：可以按摩肺俞和迎香穴，按摩肺俞穴的方法就按照上面介绍的去做。按摩迎香穴时，可以将两手拇指外侧沿鼻梁、鼻翼，上下按摩鼻翼两边的迎香穴 20 次，早晚做 1 次。

常轻嗽：人在咳嗽的时候，可以将肺部及支气管中的废弃物质清理出来，因此可以挑选空气新鲜处轻轻咳嗽，削减污染物对身体的危害。

常喝水：一个健康成年人每天的饮水量应不少于 2000 毫升，秋天可适当增加，以保持肺脏与呼吸道的正常湿润度。还可以在家里准备一台加湿器，湿润鼻腔和喉咙。

深呼吸：深呼吸动作能够加速体内空气的循环，有助于清肺。张开双臂，尽量扩大胸部，然后用腹部股动来呼吸，可添加肺容量。也可以迅速吸满一口气，呼气时像吹口哨慢慢呼出，这样可以让空气在肺里逗留的时间长一些，让空气的交流更充沛，支气管炎患者可常做。

常运动：多做扩胸运动，具体动作可以参考《第八套广播体操》。

常食粥：肺怕冷，喜欢温暖湿润的环境，这一点在中国人身上表现得尤为明显。适合养肺的食材有银耳、百合、山药等，煮粥的时候加入一些，可以大大提升润肺的效果。

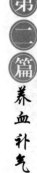

第二篇 养血补气篇

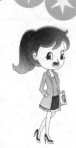

期门穴：补血必须先护肝

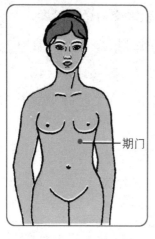

期门

功　效。健脾疏肝，理气活血。

位　置。期门穴属足厥阴肝经，在胸部，当乳头直下，第6肋间隙，前正中线旁开4寸。

主　治。主治肝脾不调引起的情志抑郁、急躁易怒、胸胁胀痛等，以及脾胃失调引起的呕吐、吞酸、呃逆、腹胀等，哺乳期女性可用期门治疗乳痈等症。

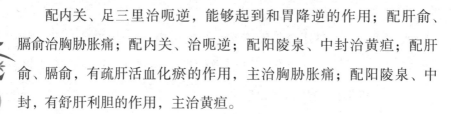

穴位配伍

配内关、足三里治呃逆，能够起到和胃降逆的作用；配肝俞、膈俞治胸胁胀痛；配内关、治呃逆；配阳陵泉、中封治黄疸；配肝俞、膈俞，有疏肝活血化瘀的作用，主治胸胁胀痛；配阳陵泉、中封，有舒肝利胆的作用，主治黄疸。

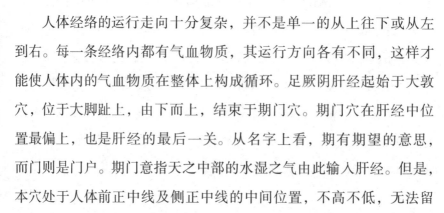

穴位剖析

人体经络的运行走向十分复杂，并不是单一的从上往下或从左到右。每一条经络内都有气血物质，其运行方向各有不同，这样才能使人体内的气血物质在整体上构成循环。足厥阴肝经起始于大敦穴，位于大脚趾上，由下而上，结束于期门穴。期门穴在肝经中位置最偏上，也是肝经的最后一关。从名字上看，期有期望的意思，而门则是门户。期门意指天之中部的水湿之气由此输入肝经。但是，本穴处于人体前正中线及侧正中线的中间位置，不高不低，无法留

170

住外来的气血，所以期门穴内气血空虚，只能期望等待。

期门穴是肝经中的募穴，募穴是脏腑之气输注于胸腹部的腧穴。五脏、心包络及六腑各有募穴一个，如肺为中府，心为巨阙，肝为期门，脾为章门，肾为京门，心包为膻中，胃为中脘，胆为日月，大肠为天枢，膀胱为中极，小肠为关元，三焦为石门穴等。募穴可治疗相关脏腑的症状，尤其是六腑的病证。

穴位按摩

期门穴是肝经的最后一道门户，也是最后一道关卡，保护好这道关卡，就可以使肝气通畅，从而使肝功能保持正常。经常按摩期门穴，有很好的疏理肝气的效果，可以治肝郁气滞之病。

按摩时，将手指指腹放在穴位上，然后深吸一口气，用手指缓缓按摩穴位，10 秒之后再缓缓吐气，过个 3～5 秒钟，再次吸气，同时按摩穴道，如此反复吸、吐的动作，并配合按摩的动作。

▼ 期门、行间与关冲，肝脏的守护神

当别人生气的时候，我们会说："小心气坏了身子。"意思是生气会对身体造成伤害，但是情绪和健康之间究竟有怎样的关系，恐怕没有多少人能够说清楚。甚至还有很多人认为情绪只是暂时性的，和健康没有关系，所以也不用太重视。实际上，90% 的疾病都与情绪有着密不可分的关系，尤其是焦虑。焦虑情绪不等于焦虑症，它包括了郁怒、怨恨、压抑等各种负面情绪。中医说七情伤五脏，焦虑对五脏都有影响，对于肝的影响尤为突出。肝有两大功能：肝藏血和肝主疏泄，一旦肝的功能受到影响，就会引发各种各样的疾病，最有代表性的是各种类型的肝炎，患者容易产生疲劳、没有食欲、

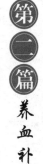

第二篇 养血补气篇

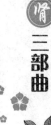

恶心欲呕等感受，而且很难治疗。在这里，我建议大家学会与肝"和平共处"，坚持按揉一些养肝护肝的重要穴位，若能每天坚持按摩，将在很大程度上改善肝炎带来的危害。

期门穴在胸口，行间穴在脚上。找行间穴的时候，可以从大脚趾和第二趾根的中央部位找起，稍靠近大拇趾侧之处，在脚的表面交接处上就是行间穴。用力按压行间穴，会感到一股强烈的疼痛。在这些两个穴位上每天两次指压，每次30下的强烈刺激即可。那些有肝硬化和酒精肝、脂肪肝的患者，也可以每天坚持艾灸。

至于关冲穴的护肝作用，则是和酒联系在一起的。中国很少有女人是酒鬼，但是中国人又有独特的"酒文化"。为什么这里要打双引号呢？因为这种所谓的"文化"，其实是没文化导致的陋习，真正的酒文化，是以爱护健康为前提，不会为了口腹之欲而损害健康，更不会以"文化"为借口逼迫他人喝酒。少量饮酒是有益健康的，但是醉得不省人事肯定不是健康的表现。即便是美味的甘醴美酒，喝多了也会损伤肝脏，这里推荐给大家一个解酒的穴位——关冲穴。关冲穴位于无名指末节尺侧，距指甲角0.1寸，是手少阳三焦经的起始穴。三焦经是气和水运行的通道，有行气利水、醒神开窍的作用，所以可以解酒防醉。具体方法是：用指甲或牙签掐关冲穴，每次掐10秒，放松2秒后重复掐按，每侧手指掐按5次。掐按时用力要均匀，使穴位能够感到微微酸痛。

第三章
汉方+药膳，气血充盈百病除

灵芝：传说中的仙草灵丹

　　灵芝在中国古代医学中的地位很高，把灵芝作为药材使用，在我国已有2000多年的历史。在古代神话《白蛇传》中，白娘子因为误饮雄黄酒，现了原形，将许仙吓死，无奈之下来到蓬莱仙山，历经艰苦求得灵芝，这就是"盗仙草"的故事。在这个故事中，灵芝是只能生长在仙山中的仙草，足以说明人们对它的重视。人们认为它是一种富有灵性的仙草，能治百病，有起死回生的功效，这当然是夸大了灵芝的药效。其实灵芝并非灵丹妙药，更不能包治百病，它只是对人体有较强的滋补作用而已，气血亏虚的人最适合服用灵芝。现在临床上常以本品治疗冠心病、慢性支气管炎、哮喘、白细胞减少症等，也常用于肿瘤的辅助治疗。

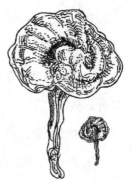

　　灵芝是菌科植物中的一种，灵芝的种类繁多，但是颜色大致只有六种。灵芝对生长环境要求比较严格，要有较高的温度和湿度，还要

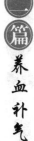

第二篇 养血补气篇

有良好的通风、透光条件，因此野生灵芝大多生长在人迹罕至的深山老林中。《本草纲目》说："青芝生泰山，赤芝生霍山，黄芝生嵩山，白芝生华山，黑芝生常山，紫芝生高夏山谷。"

【性味归经】味甘，性温。归心经、肺经、脾经、肾经。

【功效主治】补气安神，止咳平喘，主治虚劳、咳嗽、气喘、失眠、消化不良、恶性肿瘤等；可以阻止血小板聚集，改善气血流通；保护肝脏，减轻肝损伤。

【用量用法】煎服 6～12 克；研末吞服 1.5～3 克。

【临床配伍】灵芝可直接煎服，也可以做成其他剂型口服，或者随证配伍，与其他药物同用。配人参、黄芪、当归、熟地黄，可增益气补血，适合气血两虚者；配酸枣仁、柏子仁，可以养心安神，适合血不养心而导致的心悸、失眠者；配人参、五味子，可保肺气而止喘咳，适合肺气不足、咳喘不已者；配白术、茯苓，可以健脾益气，适合脾气虚弱、食欲缺乏、体虚乏力者。

【现代药理学】每 100 克干品灵芝中，含有的营养成分主要为以下几种：热量 1337.6 千焦，碳水化合物 55.7 克，蛋白质 15.6 克，钙 20 毫克，磷 450 毫克，铁 61 毫克。还含有生物碱、维生素 C、甾醇类、酚类、氨基酸、麦角固醇、超氧化物歧化酶、苷类、内脂、香豆精、三萜类、挥发油、甘露脑、树脂及糖类等。子实体中的粗纤维达 54～56 克。

【禁忌】有极少数人对灵芝有过敏，食用时应注意；手术前、后 1 周内，或正在大出血的患者不建议服用灵芝；少数人服用灵芝后会出现轻微不适反应，如反酸、咽干、便秘、不易入睡等，个别出现鼻出血，症状轻者没有大碍，可继续服用，症状严重者也可暂停服用。

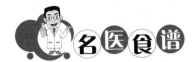 **名医食谱**

灵芝三七汤

原　料 灵芝 30 克，三七片 4 克。

制　作 ❶ 将灵芝、三七片放入砂锅加水煎熬；

❷ 煮沸后用文火继续熬半小时，倒出头煎；

❸ 加水熬第二次，然后将两次煎液合并在一起；

❹ 分早、晚两次服用，连服 10 天，每天 1 剂。

功　效 降低血糖，适合糖尿病患者的辅助治疗。

芝子鸡汤

原　料 灵芝 6 克，莲子 50 克，陈皮 4 克，鸡 1 只，盐少许。

制　作 ❶ 先将药材洗净，放入砂锅内加清水浸泡 30 分钟；

❷ 鸡洗净，放入开水锅内焯水，捞出控干；

❸ 将鸡放入砂锅中，与药材同煮，大火煮沸后转文火熬 2 小时，
出锅前加盐。

功　效 健脾开胃，补益气血。

阿胶：女人补血的"圣药"

　　阿胶是用驴皮为原料制成的中药，别名驴皮胶，一般制成扁平
的长方形块状，表面棕黑色或乌黑色，平滑，有光泽，对光透视稍
透明。质坚脆，易碎，断面与表面色泽一致。气微腥，味微甜。

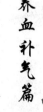

第二篇 养血补气篇

目前能够见到的阿胶药方来自于《神农本草经》，列为上品。由此可知，至少在两三千年前，中国人就已经发明了阿胶，并且将其用于治病。历代医家都以阿胶为"圣药"，是中医补血虚的首选药物，经过粗略统计，直到目前为止，有关阿胶的中药药方已经达到3200多种。

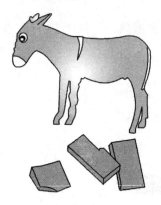

阿胶最有名的作用便是补血，现代医学发现服用阿胶之后，人体血液中的红细胞和血红蛋白数量确实有所增加，这说明阿胶确实有助于补血。此外，阿胶还可以用于治疗阴虚出血，咯血，虚热等症。阿胶中含有大量的蛋白质，水解后能产生多种人体必需的氨基酸，不但可以养血补血、美容养颜，还能调经安胎、改善睡眠、延缓衰老，被誉为治疗妇科疾病的上等良药。

【性味归经】味甘，性平。归肺、肝、肾经。

【功效主治】滋阴养血，补肺润燥，止血安胎，用于血虚萎黄、眩晕心悸、心烦不眠、肺燥咳嗽。

【用量用法】3～15克，用前需以热水融化。

【临床配伍】阿胶搭配马兜铃、牛蒡子、杏仁、甘草、糯米，有养阴补肺，清热止血的效果；阿胶配艾叶、当归、熟地、白芍、川芎、炙甘草，有养血健脾，凉血止血的效果，适用于妇女血虚火旺，血崩不止；配黄连、黄芩、鸡蛋黄，可以滋阴降火安神，用于心肾不足、阴虚火旺引起的心烦失眠、舌红苔燥、脉细数者。

【现代药理学】目前，现代医学界对于阿胶的功能、制作原理等尚未完全研究清楚，从现有的研究成果来看，阿胶中确实含有丰富的营养，例如蛋白质、赖氨酸、精氨酸、组氨酸等多种人体必需的氨基酸，以及钙、钾、钠、镁、锌等多种微量元素。

【禁忌】市场上制成、售卖的阿胶都是干品，呈块状，服用之前要用热水冲化，但是即便如此，阿胶仍然是不易消化的，脾胃虚弱、消化不良、胸腹痞满者服用过后容易呕吐和泄泻，所以这些人群不宜服用；感冒、咳嗽患者，或月经来潮时，应停服阿胶，待病愈或经停后再服用；服用阿胶需忌口，如生冷、辛辣食物，包括萝卜、浓茶等。

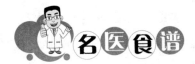

名医食谱

阿胶乌鸡汤

原料 乌鸡1只，阿胶10克，红枣8枚，盐、姜适量。

制作 ① 将阿胶放入碗中，倒入开水，待其融化后，用小勺子撇掉水上的浮沫；

② 乌鸡处理好，剁成大块，凉水入锅，加姜片，煮沸，焯水；

③ 将乌鸡捞出洗净，放入炖锅内，一次性注入足量的水，加入阿胶汤；

④ 开火炖煮，水开后转小火，加入红枣，熬两个小时。出锅前加盐即可。

功效 补血滋阴、补肝益肾、健脾止泻。

阿胶煮蛋

原料 阿胶15克，鸡蛋2只，冰糖适量。

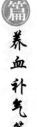

第二篇 养血补气篇

制 作 ❶ 在小锅中放入阿胶，然后倒入适量水；

❷ 加冰糖煮开，转小火一直煮至阿胶化开；

❸ 打入鸡蛋，煮熟即可。

功 效 补脾和胃、滋阴养血、扶助正气、除烦安神。

❷ 人参：妙手回春大补元气

人参是我国特产珍贵药材之一，属于五加科植物，被古代中医称为"百草之王"。

按照产地的不同，目前我国市场上常见的人参主要有吉林参、朝鲜参和西洋参三种。相比之下，朝鲜参药效较猛，适合用于抗休

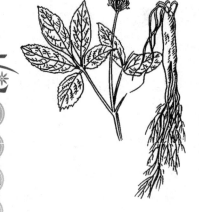

克、虚脱；吉林参的药性比朝鲜参平和，适合治疗阳耗津枯，有虚热的人；西洋参的药性最平，不仅有滋阴补气、宁神益智的效果，还兼有清热生津、降火消暑的功效。如果对吉林参或朝鲜参燥热的药性难以承受，不妨试试西洋参。

人参的服用方法有很多种，常见的有煎汤、隔水蒸服、切片泡茶、含服、研粉吞服等，非常适合大病过后虚症严重，需要进补强身的人。至于平素体虚的人，可以一星期服用一次，秋冬季节服用较好，因为天热的时候服用人参容易上火。

【性味归经】味甘、微苦，性温。入脾、肺经。

女*滋阴养血补肾三部曲

【功效主治】人参是效果最突出的补药，具有大补元气、安心宁神的效果。可以用于治疗劳伤虚损、倦怠、反胃吐食、虚咳喘促、自汗暴脱、惊悸、健忘、眩晕头痛、阳痿、尿频、消渴、妇女崩漏，以及一切气血津液不足之证。

【用量用法】4~9克，煎汤内服，亦可熬膏，或入丸、散。

【临床配伍】人参配熟附子，治阳虚气喘，自汗盗汗；配生附子末、生姜，治胃寒虚冷，中脘气满；配鹿角胶，治肺虚久咳；配蛤蚧、杏仁、甘草、知母、桑白皮、茯苓、贝母，治肺气上喘，咳嗽，咯唾脓血等；搭配白术、茯苓、甘草各等分，即为四君子汤，可以治营卫气虚，脏腑怯弱，心腹胀满，全不思食，肠鸣泄泻，呕哕吐逆等。

【现代药理学】利用现代科技，人参中的物质成分被一件件摆在人们的眼前，其中包括人参皂苷及少量挥发油。研究发现，人参能够使人体的中枢神经系统产生兴奋，但是不能过量，大量摄入时反而会抑制中枢神经。人参能够保护和刺激骨髓的造血功能，能使正常和贫血动物红细胞数、白细胞数和血红蛋白量增加。

【禁忌】根据古代医家的记载，服用人参有着诸多禁忌：不可过量服用；服用人参后忌吃萝卜（含白萝卜和绿萝卜）和各种海味；吃人参时忌茶，尤其是浓茶；无论是煎服还是炖服，忌用五金炊具，尤其是铜、铁器具；患有动脉硬化症，如冠心病、高血压、脑血管硬化、糖尿病、脉管炎的患者应慎服人参；体内有瘀血者不宜服用；长期失眠、胃病、胆囊炎、胆结石患者不宜服用；肝阳上亢、脾气暴躁、面色发红、体内发热者不宜吃人参。

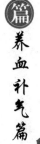

名医食谱

人参乌鸡汤

原料 乌鸡 1 只，人参 10 克，姜、蜜枣、盐、姜各适量。

制作 ① 将乌鸡去毛，洗净；

② 把人参洗净，用温水泡发；

③ 乌鸡装入砂锅中，下姜、蜜枣、人参，加入适量的水；

④ 大火煲开，转小火，撇净汤里浮出的血沫，煲 1 个小时；

⑤ 出锅前加盐。

功效 养血益肾，补气养颜。

人参桂圆猪心汤

原料 人参 10 克，猪心 1 只，桂圆 20 克。

制作 ① 猪心洗干净，对半切开；人参洗净；桂圆用清水冲洗；

② 锅内加水，放入猪心，水开后捞出猪心，用清水冲洗干净；

③ 将猪心和其他食材一同放入砂锅中，加足量清水；

④ 炖至猪心烂熟即可。

功效 益气补血，降脂护心。

当归：气血充足幸福归来

传说，当归和一段爱情故事有关。

古时候，有一家人住在山下，家里的男人靠采药而生，养活妻

女

滋阴养血补肾三部曲

子和老母亲，生活得十分拮据。他听说在山上的人迹罕至之处，长着一种神奇的草药，想要一探究竟，但是路途艰险，又有毒蛇猛兽肆虐，没有人成功找到草药。于是他对妻子说："我若三年不归，你可另嫁他人。"然而三年之后，他仍然不见踪影，大家都认为他必死无疑，妻子于是改嫁。谁知道半月之后，男人竟然背着携带着珍贵的草药归来，见到此情此景，不禁唏嘘感慨。人们说"当归不归，娇妻改嫁"，当归的名字就这样流传了下来。

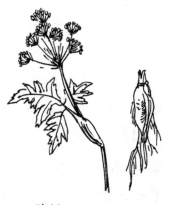

在传统医学中，当归一直是一味补血活血的良药，常被用于调理月经、调血脂、消肿止痛等。随着社会的发展，以及养生理念的深入人心，当归又被赋予了另一项任务，那就是美白。美白祛斑是一个由内而外的工程，通过饮食消除病源，是一个十分有效的办法。

【性味归经】味甘、辛，性温。归肝、心、脾经。

【功效主治】当归具有补血和血，调经止痛之功用，在临床上常被用于治疗与血虚有关的疾病，如月经不调、经闭、痛经、症瘕结聚、崩漏、虚寒腹痛、痿痹、肌肤麻木、肠燥便难、赤痢后重、痈疽疮疡、跌扑损伤等，因此尤为适合女性。

【用量用法】煎汤，内服，每次 5～15 克，也可浸酒，或制成膏、丸、散等。

【临床配伍】配肉苁蓉、火麻仁，治血虚肠燥引起的便秘；配熟地黄、川芎、丹参等补血活血药，治血虚或血淤所致的月经不调、经闭、痛经等；配黄芪有扶助正气的效果，可以治疗气血不足并发痈肿疮疡者；配川芎、赤芍等活血药，治血淤阻滞的病证，如跌打

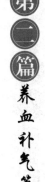

第二篇 养血补气篇

181

损伤、瘀肿疼痛、风寒湿痹、肢体麻木、疼痛、肩周炎、血栓闭塞性脉管炎等；配熟地黄、白芍，或羊肉、黄芪等补血益气之物，治疗血虚证或贫血，症见眩晕、疲倦乏力、面色萎黄、舌质淡、脉细等。

【现代药理学】现代药理学研究表明，当归中含有α-蒎烯、β-蒎烯、莰烯等中性油成分，以及对甲基苯甲醇之类的酸性油成分、有机酸，此外还有糖类、维生素、氨基酸等。当归能够抑制血栓的形成，改善血液循环，保护心血管系统的健康。当归对多种致炎剂引起的急性毛细血管通透性增高、组织水肿及慢性损伤均有显著抑制作用，且能抑制炎症后期肉芽组织增生。当归水提取物具有镇痛作用。口服当归粉，在实验中表现出了降血糖作用。

【禁忌】当归是补血药，但同时也具有活血化瘀的作用，因此热盛出血者不可服用，以免加剧出血；湿盛中满、大便溏泄者及孕妇慎服。在临床试验中，观察到口服大量当归制剂时，患者可能表现出疲倦、嗜睡等反应，偶尔出现发热、头痛、口干、恶心等反应，停药后可消失。因此服用当归不可过量，服药后也应注意有无不良反应。

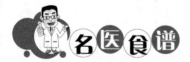

名医食谱

当归煮蛋

原料 鸡蛋三只，当归9克，红糖适量。

制作 ❶ 将鸡蛋和当归放入锅中，加冷水没过鸡蛋，水烧开后小火煮10分钟；

滋阴养血补肾三部曲

②捞出鸡蛋,用冷水浸泡一下,然后剥掉蛋壳,用牙签在鸡蛋上刺一些小孔,这样当归的药汤更容易渗到鸡蛋内;

③将鸡蛋放回锅内,加1碗水,大火煮开,转小火炖,煮至一碗汤即可。

④吃前加入红糖调味,吃蛋喝汤。

功 效 补血养血,活血通经。

当归山药猪蹄汤

原 料 猪蹄300克,当归20克,山药80克,红枣8枚,干枸杞20粒,料酒、姜、盐适量。

制 作 ① 煮一锅水,烧开,加少许料酒,放入猪蹄飞水;

② 捞出猪蹄,用冷水冲洗干净;

③ 当归、红枣、枸杞用清水冲洗;红枣、枸杞用热水泡发;姜切片;山药去皮切滚刀块;

④ 把猪蹄、当归、红枣、枸杞、姜放入锅内,加入适量清水,大火烧开,转小火熬1个小时;

⑤ 放山药,小火煲30分钟,放盐即可食用。

功 效 补虚补肾,滋阴润肤。

三七:补血活血第一药

三七,中药名,俗称田七,也叫人参田七、文州田七等。我国栽种三七的历史并不长,只有400多年,首次出现在医书上的时间也不久远,最早出现在李时珍编著的《本草纲目》中。同百合、当归这些拥有几千年药用历史的药材相比,三七就像一个风华正茂的

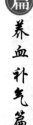

第二篇 养血补气篇

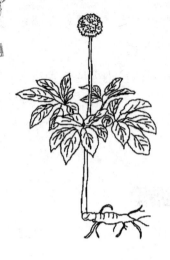

年轻人。

按照制作方法的不同，三七可以分为生三七和熟三七两种，二者的功效也不相同。生三七是干燥后的三七主根直接磨成的粉，具有活血消瘀的作用；而熟三七则是用菜油炸过的，主要功能是补血养血。因此，三七的药效总结起来就是四个字：生消熟补。《本草纲目拾遗》中记载："人参补气第一，三七补血第一。"对于气血亏虚的女性朋友来说，服用三七效果再好不过了。

【性味归经】味甘、微苦，性温。归肝、胃经。

【功效主治】三七具有活血化瘀、消肿止痛的效果，主治各种血瘀症状，如外伤肿痛，血痢，崩漏，产后瘀血腹痛，痈肿疮毒等。三七的功能有很多，除了人们平常知道的活血化瘀之外，还有较强的镇痛、抗炎症、抗肿瘤、抗氧化作用，可以使人体的免疫能力恢复到正常状态，进而降低血脂及胆固醇。

【用量用法】一日 3～10 克，可煎汤、浸酒、入菜肴，或研末服用。三七粉一次服用不要超过 5 克。

【临床配伍】配白芨、藕汁、茅根，治吐血、肺胃出血；

三七配煅龙骨、五倍子，一起研成细末，可作为外敷用药，治跌打内伤或外伤出血，有血瘀肿痛者尤为适宜；

配五味子、肉桂、丹皮、赤芍，治胃、十二指肠溃疡；配鸡血藤、磁石、竺黄精、石菖蒲、党参，治昏迷不语。

【现代药理学】三七，属于五加科人参属植物，以根部入药。现

滋阴养血补肾三部曲

代医药研究表明，三七中含有大量皂苷，这也是三七主要药理活性成分。三七中的皂苷种类极为丰富，共计不少于 20 种。此外，三七中还含有三七黄酮、挥发油、生物碱、多糖等有效成分，能够有效止血、造血，改善血液流通情况，抑制动脉硬化。

【禁忌】月经期间慎用，三七活血化瘀，使用不当易导致出血过多，气血亏虚所致的痛经、月经失调不宜用，但如果是血瘀型月经不调，就可以使用三七，因此要仔细询问医生；孕期不宜服用三七粉，以免过量对胎儿造成损害。

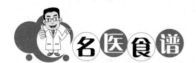

鱼胶三七汤

原料 鱼胶 15 克，三七粉 5 克，姜、盐各适量。

制作 ① 把鱼胶放入碗中，加入姜片，用凉开水泡一个小时；

② 把鱼胶放到炖盅里，加入三七粉；

③ 将炖盅放入蒸锅里，隔水炖开，食用前放入少量调味盐。

功效 增强消化，提高食欲，补血止血。

三七花旗参肚汤

原料 猪肚 1 只，三七、花旗参各 10 克，姜、盐、调和油各适量。

制作 ① 猪肚用盐揉搓，清洗几次，洗净猪肚表面的黏液和脏污，之后用清水洗净待用；

② 将田七、花旗参打碎，姜切片；猪肚飞水；

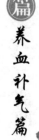

第二篇 养血补气篇

③ 把所有材料一起放入砂锅中，加入适量清水，大火煲开后，转文火煲 1.5 小时；

④ 加入适量盐调味即可。

功效 补养脾胃，益气和中。

红枣：防癌补血更美容

作为"百果之王"，红枣拥有优秀的养生效果，人们对它有着很深的感情。它是温带作物，适应性很强，宋代大文豪欧阳修在《寄枣人行书赠子履学士》中写道："秋来红枣压枝繁，堆向君家白玉盘。"秋天到来，红枣压弯了枝头，进入百姓家中，成为一道美食。

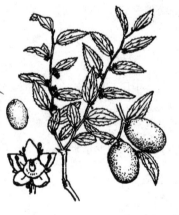

红枣有一个特点是维生素含量非常高，被人们称作"天然维生素丸"，每天吃几颗红枣，对于身体健康的调节作用是不可估量的。此外，红枣中钙和铁的含量也十分丰富，它们对防治骨质疏松、产后贫血有重要作用，中老年人更年期经常会骨质疏松，正在生长发育高峰的青少年和女性容易发生贫血，大枣对他们会有十分理想的食疗作用，对病后体虚的人也有良好的滋补作用，其效果通常是药物不能比拟的。

【**性味归经**】味甘，性温。归脾，胃经。

【**功效主治**】枣可以抗过敏、除腥臭怪味、宁心安神、益智健脑、增强食欲。

【**用量用法**】一日 20～30 克，可生食、煎汤、浸酒、入菜肴。

【临床配伍】红枣配党参、白术，具有补中益气、健脾和胃的功效；配生姜、半夏，可治疗饮食不洁导致的胃炎、胃胀、呕吐等症状。

【现代药理学】现代研究证明，红枣中的营养成分十分丰富，尤其是维生素C、维生素P的含量特别多，居于百果之冠。每100克新鲜红枣中，含有430.54卡热量，1.2克蛋白质0.2克脂肪，以及种类繁多的矿物质，如钙、磷、铁等。干枣是鲜枣的浓缩版，营养含量更加丰富。枣所含的芦丁，是一种使血管软化，从而使血压降低的物质，对高血压病有防治功效。国外学者分析出大枣中含有一组三萜类化合物，为抗癌的有效成分。也有研究认为，大枣中起抗癌作用的不止于此，丰富的环磷酸腺苷也起到了防癌抗癌的作用。所以，不少肿瘤患者在接受治疗以后，经常食用大枣，把它当作提高免疫力、增强体质、预防肿瘤复发的一种手段。

【禁忌】经期易水肿的女性不宜食用红枣，容易加重水肿；体质燥热者在月经期间不宜过多食用红枣；糖尿病患者忌食红枣；外感风热引起的感冒、发烧及腹胀气滞者，不宜生吃红枣；不与动物肝脏同食；不宜与维生素K同时食用；服用退热药时不可食用红枣。

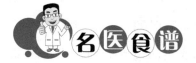

名医食谱

红枣豆浆

原料：黄豆200克，干红枣100克，蜂蜜适量。

制作：❶ 提前一天用清水浸泡黄豆；

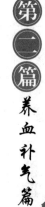

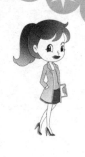

② 洗净黄豆，放入锅中，加水煮熟，然后捞出；

③ 红枣洗净，去核，同黄豆一起放入豆浆机中；

④ 加入清水，打成豆浆；

⑤ 加入蜂蜜调匀。

功效 清热化痰，通淋降压，滋阴补阳。

红枣醋

原料 干红枣 7 枚，白醋 200 毫升，白糖半匙。

制作 ❶ 红枣洗净，剪开去核，放入玻璃器皿中；

❷ 放入白糖和白醋；

❸ 拧上盖子，放置于阴凉处，一个月后开封饮用。

功效 补气养血，促进代谢。

菠菜：蔬菜中的补血佳品

菠菜又叫菠棱菜、波斯草，因为它和西瓜一样，都是在古代由西方传入中原的。菠菜的原产地是波斯，也就是今天的伊朗一带，两千多年前就已经作为食物开始种植。《唐会要》中明确记载，唐太宗时期，尼泊尔使臣将菠菜的种子作为贡品带入唐朝，从此菠菜在中国开始了漫长的种植历史。

菠菜在我国各地都有栽培，基本可以做到常年供应市场。在购买菠菜的时候，应当注意选择色泽浓绿、根为红色、茎叶不老、无抽薹开花的。菠菜含有大量的植物粗纤维，具有促进肠道蠕动的作用，利于排便，且能促进胰腺分泌，帮助消化，对于痔疮、慢性胰腺炎、便秘、肛裂等病症有治疗作用；菠菜提取物具有促进培养细胞增殖的作用，既抗衰老又能增强青春活力。我国民间以菠菜捣烂取汁，每周洗脸数次，连续使用一段时间，可清洁皮肤毛孔，减少皱纹及色素斑，保持皮肤光洁。

【性味归经】味甘，性凉。入大肠、胃经。

【功效主治】菠菜具有补血止血、保护肝脏、补中和胃、通利五脏、止渴润肠、敛阴润燥、促进消化等多重功效。主治高血压、头痛、目眩、风火赤眼、糖尿病、便秘、消化不良、跌打损伤、衄血、便血、坏血病、大便涩滞等症。

【用量用法】用量不限，可以炒、拌、烧、做汤和当配料。

【临床配伍】菠菜配鸡内金，治消渴引饮无度。

【现代药理学】对于需要补血的女性朋友来说，菠菜中最诱人的营养成分便是其丰富的铁元素的含量，对缺铁性贫血有较好的辅助治疗作用，但其实菠菜中铁元素的含量并不是很高，至少和其他蔬菜相比没有太大的差别。含量真正丰富的是钙和钠，此外还有胡萝卜素、维生素 C、维生素 E、磷等有益成分，能供给人体多种营养物质。

【禁忌】菠菜中含有大量的草酸，尤其是圆叶品种的菠菜，进入肠胃后影响人体对钙的吸收，因此一次食用不宜过多，食用前应焯水减少草酸含量；生菠菜不宜于豆腐共煮，会阻碍消化，影响食物疗效，应先用沸水焯烫后，才可与豆腐共煮；草酸与钙盐结合后会

第二篇 养血补气篇

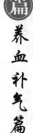

生成草酸钙结晶，增加人体的代谢负担，因此肾炎和肾结石者不宜食用菠菜；另外脾虚便溏者不宜多食。

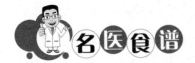 **名医食谱**

肝尖菠菜汤

原料 猪肝、菠菜各 150 克，枸杞 20 粒，火腿肠 1 根，盐、姜、白醋、胡椒粉、料酒、麻油各适量。

制作 ❶ 猪肝去筋切片，用盐搓洗数次，期间不断冲洗，直到无法洗出杂质为止；

❷ 洗好猪肝后，将猪肝放进水里，倒点白醋，浸泡一会儿；

❸ 锅里放水，下姜片，烧开，菠菜焯水；

❹ 放猪肝焯水，再次沸腾放料酒去腥，然后捞出洗净；

❹ 清水上锅，下几片姜，下猪肝煮开；

❺ 放入菠菜、火腿肠、胡椒粉、枸杞，等待再次沸腾时放盐和麻油调味。

功效 保养肝脏，明目养血。

腰果拌菠菜

原料 菠菜 400 克，腰果 100 克，橄榄油、盐、白糖、红椒各适量。

制作 ❶ 腰果和菠菜洗净；烧一锅开水，放几滴橄榄油，焯熟菠菜；

❷ 盛出菠菜，沥干水分，加盐、糖、橄榄油，拌匀；

③ 炒锅凉油放入腰果，开小火慢慢炸，炸至腰果微黄，盛出备用；

④ 将腰果和菠菜拌匀，放一点红椒圈点缀即可。

功 效 补血止血，滋阴平肝。

猪肝：最好的补血食品

在我们的日常生活中，我们可以找到无数种补血的食物，比如菠菜、红枣、鸭血、黑豆等，但是这些食物的补血效果都不能和猪肝相比。猪肝中的铁元素含量十分丰富，每 100 克就含有 11 毫克的铁，在补血食品中占有重要地位。更重要的是，猪肝中的铁元素属于容易被人体吸收的血铁质。

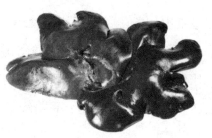

虽然猪肝美味又补血，但是制作起来却十分麻烦。因为肝脏是动物体内极为重要的解毒器官，表面上看起来可能十分新鲜，但其实内部含有大量的毒素，所以在制作之前一定要彻底清洗，烹调时也应完全煮熟。

【性味归经】味甘、苦，性温。归脾、胃、肝经。

【功效主治】中医理论有一条是"吃啥补啥"，后来经过实践发现，吃猪肝确实有补益的效果，如补肝、明目、养血的功效，用于治疗血虚萎黄、夜盲、目赤、浮肿、脚气等症。

【用量用法】50~70 克，可以用炒、煮、卤等多种烹饪方式。

【临床配伍】猪肝配夜明砂，治近视、障翳、视物模糊；配青蛤

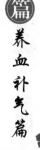
第二篇 养血补气篇

粉、夜明砂、谷精草，治肝脏虚弱、远视无力；配海螵蛸、牡蛎，治疳眼；配芜荑，治脾胃虚寒、积冷下痢腹痛；配黄连、乌梅、阿胶，治下痢肠滑、饮食困难。

【现代药理学】猪肝之所以能够保护肝脏、改善视力，主要是由于其中含有丰富的维生素A，维生素A还可以用于治疗其他多种病症，如血虚萎黄、夜盲、目赤、浮肿、脚气等；猪肝中铁元素的含量十分丰富，是日常补血最有效的食物；猪肝中含有维生素B_2，能够帮助机体完成排毒；猪肝中还有多种微量元素，如维生素C、钙、铁、磷、锌、硒、钾等，能够有效增强人体免疫力，并且延缓衰老。

【禁忌】猪肝是解毒器官，含有各种毒素，因此在制作时必须反复冲洗，完全煮熟后才能食用；猪肝中含有大量的胆固醇，不能过量食用；患有冠心病、心绞痛、脑梗死、脑卒中后遗症、高血脂、高血黏、高血压、动脉粥样硬化等疾病的患者忌吃猪肝；只能吃健康的猪肝，应选购干净、润滑的，颜色为褐红色的或淡棕色，无异味、无胆汁、无水泡；忌与维生素C同时食用，二者相克。

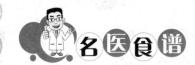

酱爆猪肝

原料 猪肝100克，洋葱半只，胡萝卜半根，青椒、大葱、大蒜、姜、料酒、酱油、食用油、胡椒粉、淀粉、盐各适量。

制作 ① 猪肝洗净，切斜片，放少许料酒、酱油、胡椒粉和淀粉用手抓匀；

② 封上保鲜膜放冰箱冷藏 2 小时；

③ 配料洗净，切好，待用；锅里热油放姜丝爆香，倒入猪肝翻炒至表面发白，起锅待用；

④ 另起锅热油，放入青椒、大葱、大蒜、姜翻炒；

⑤ 放入盐、料酒、酱油和少许清水烧至配料变色变软；

⑥ 倒入猪肝拌均匀，加一勺糖开收汁装盘即可。

功 效 补肝明目，养血补钙。

猪肝粥

原 料 猪肝 50 克，大米 60 克，小葱、姜、盐、料酒、油、淀粉各适量。

制 作 ❶ 锅内加水，放入大米煮粥；

② 猪肝洗净，切成小片，加入姜末、料酒、盐、油、淀粉腌 15 分钟；

③ 等粥煮至黏稠，加入猪肝，用筷子把猪肝搅散；

④ 煮至猪肝熟透，加入一点盐提味，并撒上葱花。

功 效 补肝明目，养血补钙。

延胡索：治一身上下诸痛

延胡索常常作为止痛药与诸药搭配，人们因此称其"专治一身上下诸痛"，李时珍就说用延胡索往往能够见效，"用之中的，妙不可言"，还说它是活血化气的第一品药。成书于 5 世纪的《雷公炮炙论》中对延胡索药效的描述更加生动："心痛欲死，速觅延胡。"

延胡索的炮制方法有炒制、醋制、熬制、酒制等，到今天，人

第二篇 养血补气篇

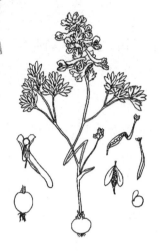

们利用先进的科学技术对延胡索再次进行研究，终于发现了它的药用机制。实验证明，延胡索中的某些成分含有镇痛作用，这些物质与醋发生反应后，止痛效果获得了显著提升。

【性味归经】味辛、苦，性温。归肝、脾经。

【功效主治】延胡索的功能可以概括为活血、行气、止痛这三种，在中医临床诊疗上常被用于胸胁、脘腹疼痛，胸痹心痛，经闭痛经，产后瘀阻，跌扑肿痛。《本草纲目》中说延胡索的效用是"活血利气，止痛，通小便"，还有的医书中说它有治疗"破血，妇人月经不调，腹中结块，崩中淋露，产后诸血病"等症，总之是与血相关的病症。

【用量用法】3~9克，制成粉剂和浸膏效果较好，醋炒后活血效果较好。

【临床配伍】延胡索配白芷，具有理气止痛、和胃生机的作用，服用之后可以抑制胃酸分泌，保护胃黏膜，预防胃溃疡的发生；延胡索配当归，具有活血养血、调经止痛的作用，可以用于治疗妇女月经不调、痛经、闭经等症，对产后瘀滞引起的腹痛也有较好的疗效；延胡索配川芎，具有活血、止痛的效果，常用于治疗头痛及心痛、胃痛等症；延胡索配金铃子、柴胡，有疏肝理气的作用，可以消除两肋胀痛，胸闷不舒，恶心呕吐，食欲缺乏，乳房胀痛，痛经等症。

【现代药理学】延胡索具有缓解疼痛的作用，这是因为它含有多

女 滋阴养血补肾三部曲

194

种生物碱，目前获得实验证实的已经 10 余种，如紫堇碱、原阿片碱等。延胡索的镇痛作用虽然不能和吗啡、可卡因这一类的药物相比，却也可以使人感到镇静和舒适。已经有科学家们试图从延胡索中提取有效成分，并将其用于手术中的麻醉，已经取得了一定的成果。

【禁忌】孕妇禁服，体虚者慎服。

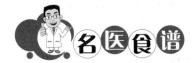 名医食谱

延胡益母红枣蛋

原料 鸡蛋 4 个，益母草 30 克，延胡索 10 克，干红枣 15 克。

制作 ❶ 将延胡索、益母草、大枣择洗干净，用清水浸泡 10 分钟；

❷ 所有药材连同鸡蛋一并放入锅中，加清水适量，煮至水开 5 分钟；

❸ 鸡蛋去壳，再煮片刻，滤去药渣，吃蛋喝汤。

功效 活血化瘀，理气止痛。

益母延胡索茶

原料 益母草、延胡索各 2 克，菊花 5 克。

制作 ❶ 将上药择净，放入茶壶中；

❷ 加清水浸泡 15 分钟，倒掉汤汁；

❸ 倒入开水，冲泡后饮用，直到药味变淡。

功效 理气活血，调经止痛。

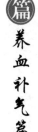
第二篇 养血补气篇

黑木耳：活血抗凝促进消化

黑木耳是一道有名的食材，既可当作食物，也可以用作药物，完美地体现了中医"药食同源"的思想。千百年来，黑木耳在中国百姓的餐桌上始终占据一席之地，而它的培植方法也让人为之赞叹不已。久食不厌，而黑木耳培植方法，在世界农艺、园艺、菌艺史上，都堪称一绝。

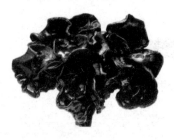

黑木耳的营养价值十分丰富，有些矿物质的含量甚至超过了某些肉类，因此有"素中之荤"的美誉，在国际美食界则被称为"中餐的黑色瑰宝"。尤其难能可贵的是黑木耳中含有较多的纤维物质，能够促进人体的消化功能，促使消化系统中滞留的废弃物质排出体外，因此在纺织、皮毛、理发、造纸、纤维等行业一线工作的人们都应当经常食用黑木耳。

【性味归经】味甘，性平，有小毒。归胃、大肠经。

【功效主治】具有补气养血、润肺止咳、抗凝血、降压抗癌、运血益气、轻身润肺、补脑凉血、止血活血、强志养容等功效。主治气虚或血热所致腹泻、崩漏、尿血、齿龈疼痛、脱肛、便血等病症。

【用量用法】不限。

【临床配伍】黑木耳配莲子防卵巢早衰；配海参、冰糖治贫血；配红枣抑制癌细胞。

【现代药理学】虽然黑木耳是在树上长出来的，但是它的营养成分组成却和肉类十分相似，如它的蛋白质含量是牛奶的六倍，矿物质的含量也很丰富，尤其是铁元素含量极高，每 100 克干木耳的含

滋阴养血补肾二部曲

铁量竟然高达 185 毫克，几乎是猪肉的 100 倍。此外，钙、磷、铁、纤维素的含量也不少，还有甘露聚糖、葡萄糖、木糖等糖类，及卵磷脂、麦角甾醇和维生素 C 等。黑木耳还有润肠解毒功能。黑木耳中的腺嘌呤核苷能够有效抑制血栓的形成，是中老年人的优秀保健食品。

【禁忌】黑木耳除了能够补血，还有活血抗凝的效果，因此患有出血性疾病的患者不宜食用，以免加速血液流失；孕妇也不宜多吃，可以在产后和哺乳期适当吃一些，但宝宝不能食用；木耳富含膳食纤维，对于便秘有改善作用，但是脾胃虚寒、容易腹泻、消化功能差的人不宜多吃；木耳是发物，因此过敏体质的人不宜多吃。

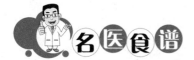

名医食谱

黑木耳红枣汤

原料 黑木耳 80 克，红枣 50 克

制作 ❶ 倒一碗清水，放入黑木耳浸泡，浸泡 3 小时左右，洗净；

❷ 将红枣放在清水中浸泡 10 分钟，洗净；

❸ 锅中倒入清水，加入红枣和黑木耳，盖上锅盖，小火慢炖三十分钟；

❹ 炖至红枣软烂，即可尽情享用。

功效 滋阴润燥，养血驻颜。

凉拌黄瓜黑木耳

原料 黑木耳 50 克，黄瓜半根，食用油、醋、盐、生抽、芝

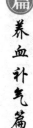
第二篇 养血补气篇

麻油、白糖、蚝油、大蒜、干辣椒各适量。

制作 ❶ 木耳提前 20 分钟泡发，撕小朵，放入开水中焯 30 秒捞出，过一遍凉水；

❷ 大蒜和干辣椒切碎，黄瓜切丝备用；

❸ 把木耳和黄瓜放入容器中，加入一半蒜米；

❹ 生抽、蚝油、醋、盐、白糖调匀，加一勺热水调成汁；

❺ 热锅下油，下干辣椒和蒜煸香，煸至蒜末发黄；

❻ 把热油连同蒜米和干辣椒浇在木耳上，并倒上调汁，最后滴几滴芝麻油拌匀即可。

功效 清热解渴，健脑安神。

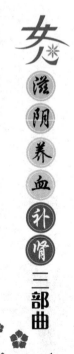

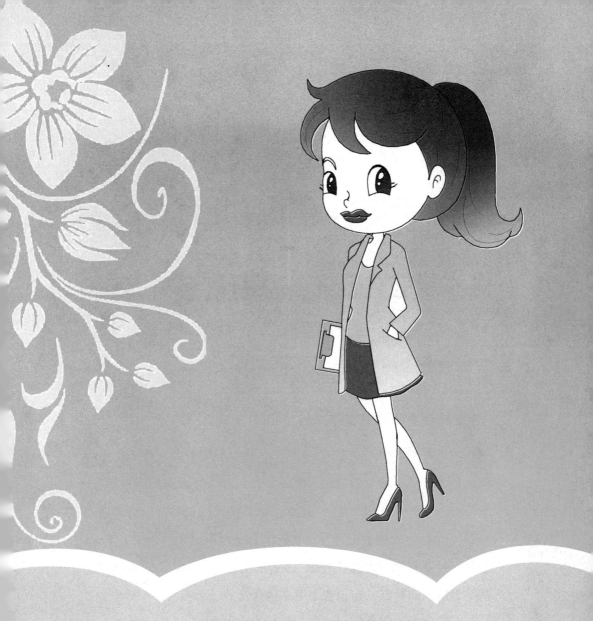

第三篇
补肾固本篇

第一章
保养要守先天本，强身补肾才有效

肾是人之本，养生必补肾

肾虚不仅仅是肾脏功能不足

每个人都要面对生老病死的循环，不论是皇家贵族，还是平民百姓，都无法逃离这个循环，因此健康与长寿成为人类的终极追求。肾被称为人体的"先天之本'，承载着人体的元气，是健康与寿命的"本钱"。所以，要想永葆青春，就要学会保养肾。

我们经常听到别人说"肾虚"，这里所说的"肾"，可不仅仅是解剖学上所说的肾脏，它包含了更多的含义。

西医解剖学中所说的"肾"，指的是具体的人体器官，是那个形如扁豆，专司内分泌功能的排泄器官，它和心脏、肝脏一样，是将人体解剖之后，能够看得见、摸得着的东西。人体内的肾长在腰部，左右各一个，分别位于脊柱的两旁，紧贴腹后壁，居腹膜后方。

中医所说的"肾"，是中医脏象学说中的概念，它指的并不仅仅是具体的肾脏器官，还包含了肾精、肾气、肾阴、肾阳等多种概念，相当于西医学中的泌尿系统、内分泌系统、生殖系统、呼吸系统等

女

滋阴养血补肾

三部曲

多个系统。西医认为肾的主要功能是泌尿功能，中医则认为"肾"在生殖系统上的功能更为重要。一般认为，肾功能好，生殖能力就强。此外，中医上的"肾"还关系到人的中枢神经系统，认为一个人的肾气充足，则他的头脑灵活、思维敏捷。

因此，肾虚并不是肾脏功能不足那么简单，而是包含了肾精虚、肾气虚、肾阴虚、肾阳虚等多种形式，由此引发的病症也是多种多样的。

肾是人体的"先天之本"

中医认为肾是人体的先天之本，肾主藏精，主生长发育和生殖，生命的基本物质藏于肾中。在自然界中，生命是一个生、长、化、收、藏循环往复的过程，人体也不例外。这五种功能分别与人体的五脏相对应，即肝主生、心主长、脾主化、肺主收、肾主藏。所谓的"先天"，指的就是肾精。

人体就好比是一棵大树，到了冬天，树叶掉落，支撑成长的物质和能量聚集到根部，埋藏在地下，为来年的生长储备力量。一棵树能否在春天抽出绿芽，能否在夏天枝叶繁茂，能否得到在秋天再次落叶的机会，都要取决于冬天储藏的能量是否充足。树根扎得越深，收藏的能量越充足，生命力就会越旺盛；相反，树根越浅，收藏的能量越少，树的生命力就越脆弱。人体也是一样，人的生、老、病、死是由肾精决定的。幼年时期，肾精稀少，逐渐充盈，行动能力较弱；到了青壮年，肾精充盛，达到顶点，人的体格壮实，筋骨强健；到了老年，肾精衰竭，形体衰老，逐渐走向死亡。

后天之精依赖于先天之精

肾精又可分为先天之精和后天之精。先天之精来源于父母，是

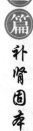

由父亲和母亲的体质共同组成的，它是构成胚胎发育的原始物质，具有生殖、繁衍后代的基本功能，并决定着每个人的体质、生理、发育，在一定程度上还决定着寿命。先天之精形成的时候，我们还没有足够的行动能力，更无法从饮食中获取营养，所以当我们出生时，先天之精就已经确定了。

与先天之精相对的是后天之精，后天之精是我们在日常生活中的补充，来源于日常摄取的饮食营养，经脾胃消化吸收后而形成，滋养着全身的脏腑和组织器官，是维持生命的物质基础。后天之精充盛，人将营养丰富、体格强壮、精力充沛，生命也会充满活力；若后天之精亏损，人就会营养失调、精神不振，甚至提早衰老，严重者还会因体弱多病而死亡。

先天之精和后天之精有对立的一面，但是也有统一的一面，它们不能脱离对方而孤立存在。这一点并不难理解，没有先天之精，我们就无法活着来到世上，而先天之精会不断消耗，只有通过后天之精的不断补充才能保持充盈。两者相互依存，储藏于旨，共同维持人体的生命活动。

肾虚的十大罪魁祸首

为什么我们会肾虚呢？造成肾虚的原因有很多，从大的方面可归结为两个原因：一是先天禀赋不足，即元气不足；二是后天因素引起。先天禀赋来于父母，无法改变，更需在日常生活中注意保养，不使之流失。而后天因素却是可以改变的。这些因素包括以下诸方面。

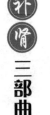

罪魁祸首1：先天不足

我们在前面说过，一个人在刚刚出生的时候，体内已经有了肾精，而这些肾精来自于父母，称为"先天之精"。先天之精关乎着一个人将来的生长发育和健康状况。如果父母身体虚弱，就很容易导致子女先天不足，表现为肌肉无力、语言迟缓、少年白头、牙齿易脱落等。

先天不足的女性，在日常生活中要特别注重后天的调养，利用后天之精补充先天之精。中医认为肾为先天之本，主管先天之精，而脾为后天之本，主管后天之精。因此，保护脾胃对于补充精气来说是十分必要的。

罪魁祸首2：饮食不当

食物有四性五味，食用之后会对身体产生影响，其中既包括有利影响，也包括不利影响。如今的美食多种多样，人们不必再担心挨饿。虽然饮食十分丰富，但是人们并没有学会如何从医学和健康的角度正确地进食。我们日常生活中的食物，温热和寒凉性质的都有许多，而普通人不懂也无心进行食物的搭配，长期食用后往往犯下性质单一、阴阳失衡等错误。若长期食用阳性食物，却很少吃阴性食物，会造成肾阴得不到足够的补充，日久导致阴虚。普遍存在的"上火"，就和饮食不当有很大的关系。

罪魁祸首3：乱用补药

许多人十分热衷于养生，却不了解有关养生方面的一些常识，因此常常犯错。例如，有的人听到一种食物对身体有大补的作用之后，便心痒难耐，一定要弄回来尝尝，但是其实他并不知道这种食物的完整属性，也没有专门查阅过相关的书籍资料，也没有问过专

第三篇 补肾固本篇

业的医生。这种行为只不过是一种盲从罢了，社会上的很多人有这种心理。更何况，人们并不了解真正的中医知识，想当然地认为越不越好，但是实际上中医追求的是一种和谐状态，一种中庸状态，乱用补药只会给自己带来坏处。

😊 罪魁祸首4：环境污染

环境污染对人体的伤害是全方位的，容易造成多种病症，肾虚自然也不例外。一个不容忽视的事实是，现代城市的污染十分严重，包括空气污染、噪声污染、水污染、食品污染等，特别是动物饲料中添加的激素类物质，对女性影响很大。

😊 罪魁祸首5：久病伤肾

患有慢性疾病的人，气血一般比较虚弱。气血在生理上具有保持活力、温暖人体、防御外邪等功能。气虚的患者会表现出许多症状，如气少懒言、声音微弱、疲倦乏力、舌淡苔白、脉虚弱、经常出汗等。而血则是构成人体的基本物质，具有营养和滋润全身的生理功能，此外它还是气的载体。血虚的患者会出现面色苍白、口唇蛋白、头晕眼花等症状，也有可能表现得面色发黄。

😊 罪魁祸首6：过度疲劳

过度疲劳会损害身体，这是毋庸置疑的，中医为此提出了"五劳七伤"的理论。五劳是指：久视伤血，久卧伤气，久坐伤肉，久立伤骨，久行伤筋。七伤是指：大饱伤脾，大怒气逆伤肝，强力举重、久坐湿地伤肾，行寒饮冷伤肺，忧愁思虑伤心，风雨寒暑伤形，恐惧不解伤志。

我们知道，一台机器不可能永远运转下去，它必须要经常得到保养，才能保持最佳状态。

如果不注意保养，就会很容易损坏，一旦损坏，即便可以修理好，继续使用，但是修理好之后的性能已经不能和原装的相比了，还会经常出问题。人体也是一样。如果平时不注意保养，使自己经常处于疲劳状态，人的身心健康都会出现问题。

🌀 罪魁祸首7：过度恐惧

"怒伤肝、喜伤心、思伤脾、忧悲伤肺，惊恐伤肾"，这是七情内伤，因为情志也会对身体健康造成影响。有些人处于过度恐惧的时候，可能会吓得大小便失禁，这与短暂的肾功能障碍有关，因为肾主管着大小便的排泄功能。恐惧给人带来的影响，有可能是长久的，患者在以后的日子里还有可能出现持续一段时间的心神不安、夜不能寐、遗精、腰膝酸软等症状。

女人也要当心肾虚

🌀 肾虚并非男人的专利，也是女人的常客

在普通人的意识中，肾虚似乎是男性的专病，与女性的关系不大，因为女性需要追求的是阴柔美。但是事实真的是这样吗？答案是否定的。很多女人有这样的经历，虽然晚上睡了很久，但是早晨起床后，脑袋依然昏昏沉沉的，照镜子一看，会发现一个陌生的自己：眼睑水肿、黑眼圈、脸色难看，甚至到了不化妆已经无法出门的地步了。为什么会出现这种情况呢？究其根本，肾虚是一个重要原因。肾虚不是男性的专利，女性同样也会患肾虚，而且对身体的影响很大，只是表现有所不同罢了。

肾包含了肾精、肾气、肾阴、肾阳，它们是人体生长发育及活

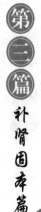

动的基础，对人体的各种功能都有影响，也就是说，无论是你外在的容貌，还是内在的脏腑，都依赖于肾脏的虚实。同男性相比，女性的阳气较弱，很容易发生肾阳虚，表现为畏寒怕冷，食欲缺乏、消化不良、精神萎靡等。从目前的情况来看，未来将会有越来越多的女性发现自己患上了肾虚，一方面是因为现代女性的工作较大，又不注意保养，因此导致肾虚；另一方面则是因为养生观念的普及，越来越多的人投入到养生的行业中，在对中医有所了解之后，才终于发现自己其实早就已经肾虚了。

🍑 女人肾虚的多种表现

（1）更年期提前到来。一般来说，女性更年期症状在50岁左右出现，但是在肾虚的女性身上，闭经、性欲低下、烦躁、焦虑、多疑等更年期症状会提前到来。中医认为肾虚的人更加容易衰老。要想缓解此种情况，首先必须保证充足的休息时间，同时还要抽出一定的时间做做运动，尽量选择那些平缓的、安逸的运动方式。

（2）畏寒怕冷。肾阳虚最明显的表现就是畏寒怕冷，这一点在女性身上表现得尤为明显。有的女性十分怕冷，甚至对空调的低温都会敏感，穿的衣服总是要多一点，受凉后容易腹泻。这一类人应该在平时多吃一些羊肉、牛肉、韭菜、辣椒、葱、姜、蒜等温补肾阳的食物。

（3）失眠多梦。肾阴虚者虚火内扰，使人烦躁、失眠、多梦。工作压力、房事过度，或者饮食中长期缺乏阴性食物，都可导致肾阴虚。补救措施是日常应注意调节工作生活节奏，节制欲望。可在饮食中多摄入一些阴性食物，如鸭鹅肉、甲鱼、藕、莲子、百合、枸杞子、木耳、葡萄等。

生殖能力低下。肾主生殖发育，肾虚可致不孕不育。补救措施

是在备孕之前提前半年以上时间寻求专业人士诊治，进行日常调养，不要耽误了家庭孕育计划。

（4）眼睑浮肿。有的人容易感到口渴，所以在晚上睡觉之前喝了许多水，结果早上醒来的时候发现眼睛浮肿了，也许还会出现黑眼圈。肾主水，肾虚则水液代谢不利，导致水肿，而眼睑是最容易出现水肿的部位。黑眼圈和面色苍白无光泽则是由于肾虚导致血液循环出现问题。因此，肾虚患者在晚上睡觉之前不宜喝太多的水，要浅尝辄止，如果实在克制不住喝水的冲动，可以口含酸食，如柠檬、橘子、梅子等。

（5）虚胖：很少有人会把发胖和肾虚联系到一起。但事实是，肾虚是虚胖的一个重要原因。中医认为虚胖的基本原因是痰、湿、滞，而肾虚往往导致饮食失调、消化紊乱，进而导致肥胖。根本的补救措施是补纳肾气。

掌握最佳时机，补肾事半功倍

一般情况下，年轻人是没有必要为了补肾而专门服用保健药品的，因为年轻人的潜质较高，即便出现肾虚的症状，也可以很容易地通过运动、饮食和休息进行补充。男性到了 40 岁，女性到了 35 岁的时候可以考虑服用补肾药，但是药物调理只能当作辅助，起根本作用的仍然是运动、饮食和休息。

在《黄帝内经》中，开篇便提出了一个很重要的概念——天癸。天癸是一个抽象的概念，类似于肾气，维持着人体的生长和发育。女子二七（14 岁）而天癸至，七七（49 岁）而天癸竭；男子二八（16 岁）而天癸至，八八（64 岁）而天癸尽。因此男人的生育能力，维持的时间比女人更长。女人到了 35 岁怀孕就被称为"高龄产

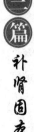

第三篇

补肾固本篇

妇",而男人老来得子的新闻屡见不鲜,就是这个原因。不过,这里说的女人的 49 岁、男人的 64 岁并非绝对,而是古人在他们生存的那个年代所总结出的普遍规律,如果保养得很好,超过这个年龄之后,肾脏的功能依然十分旺盛,仍然可以具有生育能力。

肾虚的种种表现

肾虚的类型

按照中医的阴阳理论,我们可以将肾虚分为三种,即肾阴虚、肾阳虚和肾阴阳两虚。下面我们就来看看这三种情况的肾虚各自有哪些表现。

(1)肾阴虚。阴虚的人往往容易出现"阴虚火旺"的情形,也就是民间常说的"上火",有潮热面红、自汗、手足心热,消瘦、腰膝酸软、眩晕耳鸣、口燥咽干、小便短黄、心烦失眠等表现。这里所说的火是命门之火,其实就是肾阳。肾阳有温煦作用,必须有一定的肾阴与之匹配,人体才能处于健康状态,若有肾阴虚,则会出现火气上浮。

(2)肾阳虚。与肾阴虚相反,指的是肾阳即命门之火不足的表现,患者通常表现为面色苍白,手脚冰凉,舌质淡,头晕、心慌、气短、腰膝酸软、乏力、小便淋漓不尽,大便稀等。

(3)肾阴阳两虚。前面说过,肾阴和肾阳是相互依存的,如果一方亏虚,另外一方势必无所依存,时间一长必定亏损,因此现实生活中往往不存在单纯性的肾阴虚或肾阳虚,多为阴阳两虚的,只是阴虚或阳虚重点不同罢了。所以我们在补肾阳的时候,一定要兼

208

顾补肾阴，在补肾阴的时候，一定要兼顾补肾阳，做到阴阳俱补，这是很重要的。

肾虚的各种表现

肾是人的根本，掌管着五脏的运作，如果一个人长期患有肾虚，那么他的其他脏腑迟早也会处于亏虚状态，因此肾虚的表现有很多，主要包括以下几个方面。

全身的表现：如浑身疲倦无力、头晕耳鸣、失眠多梦、腰背酸痛等。其中，疲倦无力和腰背酸痛是最常见的肾虚表现。可是，为什么肾虚时会腰酸背痛呢？中医认为，腰为肾之府，肾虚，则腰脊失养，故而疼痛。

脑力方面的表现：记忆力减退，注意力不集中，精力不足，工作效率降低。

精神方面的表现：精神不振，情绪低落，常常失控，受到头晕、易怒、烦躁、焦虑、抑郁等症状的困扰。缺乏自信，工作没热情，生活没激情，没有努力的目标和方向。

性功能方面的表现：性欲降低，子宫发育不良，如卵巢早衰闭经，月经不调，性欲减退，不孕等。

泌尿方面表现：尿频、尿急、小便清长等。

其他可能有的表现：早衰，健忘失眠，食欲缺乏，骨伤与关节疼痛、腰膝酸软，视力减退，听力下降，脱发白发，牙齿松动易落，女性容颜早衰（眼袋、黑眼圈、肤色晦暗无光泽、肤质粗糙、干燥皱纹、色斑及乳房下垂、腰腹部脂肪堆积等），骨质疏松等。

避免走进补肾的误区

补肾就是壮阳：很多人误以为补肾药就是"壮阳药"，认为

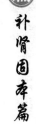

"一吃就灵"。其实，补肾分为滋阴和壮阳两方面。题名思义，滋阴就是滋养阴液，而壮阳指的是温肾补阳。从这里我们可以明显看出：补肾包括壮阳，而壮阳却不一定能补肾。也正是因为这两方面的原因，中医认为肾虚分为肾阴虚与肾阳虚两种。

补肾是男人的事：大多数人持有这种观点，他们认为补肾是男人的专利，女人则不需要补肾，事实真的是这样吗？很少有人能够清除明白地回答这个问题，尤其是在铺天盖地的广告——"男人要补肾"的宣传下，导致很多女性对于养肾之事，摆出一副"事不关己高高挂起"的态度。其实，这种观点也是源于人们对"肾主藏精"的误解，人们往往把"精"片面地解释为精子、精液，需要特别说明的是，这里的"精"并不是男人的精液，而是指人体的精气。女人同样需要精气，所以女人不该是养身的旁观者。

补肾是年轻人的事：产生这种误解的根源和上面那条内容如出一辙，人们把肾精理解得过于狭隘，误以为肾精只和性生活相关，却不知道肾精掌管了人类多种生理功能，如肾藏精，精生髓，肾虚容易导致肾精不固，继而导致骨髓不充，容易形成骨质疏松。

补肾药都一样：有的人认为，中药是天然产物，因此不存在不良反应。其实中药也有不良反应，正所谓"是药三分毒"，只有认清区别，分别对待，才能对身体有利。

发为肾之华，养发先养肾

💚 发质粗劣，根源在于缺少肾的滋养

"头发文化"在中国可以说是源远流长。我们常称小女孩为

"黄毛丫头"，因为过去未成年的女孩子经常把头发梳成左右对称的双髻，这个发型看上去就像一个"丫"字，所以人们就习惯性地称女孩子为"丫头"了。"丫头"长大了，要结婚了，结婚时，新郎新娘会在头上剪下一绺头发缠绕在一起，结发，以示"永结同心"，原配夫人称为"发妻"。结发夫妻走在一起，还要许诺"白头偕老"，两个白发苍苍的老人，相互依偎着在岁月中走过，想来就让人感到温馨。

中国人与头发的情结，真是"剪不断，理还乱"。为什么头发在国人的眼中有如此重要的地位呢？这从中医的角度来讲，主要是它与我们先天之本有着密切的关系。

所谓"先天之本"，也就是肾。打个比方，灯的油，树的根，灯有油才能亮，树有根才能活。肾精是一个人得以生存的根本，《黄帝内经·灵枢·经脉》就有"人始生，先成精，精成而脑髓生。骨为干，脉为营，筋为刚，肉为墙，皮肤坚而毛发长"之说。而"发为肾之华"，头发展现的是肾的好坏，是先天之本的好坏，自然十分重要。

"发为肾之华"，头发是肾的花朵，头发的问题，大多是肾的问题。这里所说的肾不是西医所说的"解剖之肾"，而是中医中的"五脏之肾"。肾主黑色，头发是否乌黑亮丽跟肾的好坏密切相关。毛发的营养虽来源于血，其生机却根于肾。肾精可以化生元气，正是元气推动着头发的生长。

一头黝黑的头发是健康的标志。现在的年轻人为了时尚好看而去染发烫发，其实对头发都是不好的。健康就是最好的美丽，不要为了外表的美而丢了内在的健康。

护发的关键是养肾

小孩子的肾精还不充足，毛发发育尚未完全成熟。等到女孩子

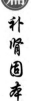

第三篇 补肾固本篇

过了 7 岁，男孩子过了 8 岁，体内的肾气充盈了，头发就乌黑发亮了。女性一般是在 28 岁，男性一般是在 32 岁，肾气最充足，头发生长最旺盛。如《黄帝内经·素问·上古天真论》说的那样，女子"四七，筋骨坚，发长极，身体盛壮"，男子"四八，筋骨隆盛，肌肉满壮"。女性从 35 岁开始，男性从 40 岁开始，肾气开始衰弱，头发开始脱落、干枯、变白。

现代人头发出现的问题越来越多，比如脱发、发质没有光泽、少年白头等。实际上，"发为肾之华"，头发是肾的花朵，头发的问题，大多是肾的问题。这里所说的肾不是西医所说的"解剖之肾"，而是中医中的"五脏之肾"。肾主黑色，头发是否乌黑亮丽跟肾的好坏密切相关。毛发的营养虽来源于血，其生机却根于肾。肾精可以化生元气，正是元气推动着头发的生长。所以如果肾亏虚了，这时头发的"动力"就不足，就会脱落。

如此说来，养肾是护发的关键之所在。

 护发与养肾，根本是相通的

那么怎样才能保养头发和肾呢？方法很简单，多提拉耳朵就行。用双手拇指、示指夹捏住耳郭，然后分别向上、向左（右）、向下提拉 3 分钟，再将双手搓热，摩擦双耳，直到发红发热。

肾跟耳朵，看似八竿子打不着的东西，怎么能通过耳朵的保健达到养肾护发的目的呢？中医认为，"肾开窍于耳"，所以肾气足的人耳朵就会大。肾气足，人活得寿命就会长，也就是老百姓口中的"耳大有福"。所以，提拉或者摩擦耳朵都能起到养肾护发的效果。

另外还有一个办法可以养护头发，就是勤梳头。北宋文学家苏东坡因仕途坎坷，晚年尤重养生，其中重要一法，即是梳头。《黄帝

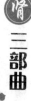

滋阴养血补肾三部曲

内经》也说："一日三篦，发须稠密。"另外，人们还有"欲发不脱，梳头千遍""有二事乃养生大事，梳头、洗脚是也"等说法。

梳头实际上是一种积极的按摩手法，人体中的十二条经脉皆上会于头部。梳理头发，可以疏通血脉，使气血流畅，有利于肾经气血，当然也能滋养头发，制梳的材质很多，其中以黄杨木的为最好，桃木梳、牛角梳也不错。一日三梳，早、中、晚三次，早上和晚上各梳头 10 分钟，梳头结束，需双手撸脸拉耳抓颈。午间梳头 5 分钟，不用撸脸拉耳抓颈。

补肾的首选是食疗

药物有风险，补肾有条件

一般来说，当我们生病的时候，吃药能让我们在最短时间内恢复健康，可是药物也可能对人体产生负面效应，正所谓"是药三分毒"！药物不但有治病的作用，还有导致疾病的不良诱因，尤其是可能对肾脏产生极为严重的损害，因为人体内产生的很多垃圾和毒素都要通过肾脏由尿液排出体外。药物进入人体后，也会产生某些代谢产物，也需要由肾脏排泄。而很多药物对肾脏有毒副作用，包括我们常见的阿司匹林（乙酸水杨酸）、非那西丁、布洛芬、芬必得、保泰松、消炎痛、炎痛喜康等。这些药物偶尔服用还可，倘若长期服用，会给人体带来怎样的影响，真是让人不敢想象。

在当今社会，人们的生活水平在提升，但是生活的压力并没有变小，原来为了饮食而操心，现在则为了车子、房子而操心，所以说，人们从生活中获得的幸福感究竟是上升了还是下降，恐怕很难算得清楚。总之，这种焦虑情绪很容易造成健康的不断透支。而身

体的长期透支，使身体处于超负荷地运转状态，从而导致肾脏缺少补养而过早衰老。这时，如果感冒发烧后又吃了大量的药剂，就很容易发生急性肾炎。

因此，在身体还没有出现明显的疾病时，能不吃药就尽量不要吃药，如果身体已经出现了某种疾病，就要在医生的指导下服药。另外，别忘记了我们身边的食物，食物是最原始的药物。

民以食为天，食物是根本

古人说"王者以民为天，民以食为天"，食物对于人的意义就像上天一样重要，为什么古人要做出这样的比喻呢？天，在中国人的脑海里，是神圣的，是令人敬畏的，这里是比喻赖以生存的最重要的东西。把粮食比喻为天，正是说明食物是人们生活中离不开的重要东西，是民生所系。

《黄帝内经》中就曾说到食物对人体的养生作用，但是人们往往只注意到了"五谷为养，五果为助，五畜为益，五菜为充"，误认为食物中只有这"五谷""五果""五畜""五菜"具有补益效果。自然，这些东西都是食物的重要组成部分，但是书中并没有明确地说除了这些之外，其他所有的食物都没有作用。实际上，人们对食物的养生作用知之甚少，其中的一些原理到现在也没有研究清楚。

从食物的形状和颜色判断其疗效

俗话说"病从口入"，药也可以从口入，这在现实生活中并不是什么稀罕事。食物也是一样，食物是从我们的口中进入肚子里的，许多食品既可以当作食品，又可以做成药物。甚至从食物的形状中，我们也能得到食物进补的一些启示，即是说外形长得像人体脏器的食品，大多也可用于补人体相应的脏器。比如沙苑子、腰果外形像人的肾，因此中医用它们来补肾；以鱼眼治人眼、用猪腰子补肾；核桃仁像人体大脑两半球沟回，就可用它补脑。

除了形状以外，我们还可以利用食物的颜色进行类似的判断，也就是说根据食物的颜色，对它们的功效进行分类，这也再次印证了"天人相应"的养生大道。研究发现，药食的颜色与五脏相互对应，人们通常称之为五色食疗。所谓的五色是指赤、黄、青、白、黑五种颜色，天地化生万物的时候，其实是有一定的规律在里面的，青入肝，赤入心，黄入脾，白入肺，黑入肾。具体说来，黑色主肾，所以黑色的食品有益肾抗衰老作用。如黑桑葚、黑芝麻、黑米、黑豆、何首乌、熟地；赤色主心，所以红色的食品养心入血，还有活血化瘀作用，如山楂、西红柿、红苹果、红桃子、心里美萝卜、红辣椒；黄色主脾，所以黄色的食品多有补脾功效，如山药、土豆、黄小米；白色主肺，所以白色的食品有补肺作用，如白果、白梨、白桃、白香乍、百合；青色主肝，所以青色食品多具补肝作用，如青笋、青菜、青豆等。

休息与调养，储藏肾精华

肾经在酉时最活跃

中医认为，脏腑经络的运行和十二时辰的变换有关，一条经络的经气会在某个时辰达到巅峰，就像值班人员的换班一样，所以称之为"当令"。肾经的经气在酉时（17：00～19：00）最旺盛，所以称肾经在酉时当令。此时人体完成从泻火排毒向储藏精华过渡的阶段。

酉时气血流注肾脏，肾经旺盛，有利于储藏一日的肾气精华。此外，肾还是先天之本，和心、肝、脾、肺四脏的联系都很密切。

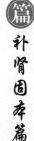

第三篇　补肾固本篇

如果肾弱则会出现四肢冰冷、精神萎靡、腰膝酸软、头晕耳鸣、失眠健忘等症状。下班后骑自行车、散步回家以及上楼爬楼梯都可锻炼肾经。

肾藏精、精生髓，髓聚而成脑，因此肾经与智力有关。脑控制着神经系统，人的视觉、听觉、嗅觉和记忆等功能都离不开大脑，而且这些功能只在脑髓充实时才能发挥作用，而髓海的充实又依赖于肾气的温眩、充养。如果肾精不足，髓海中虚，脑失所养，就会出现智力低下的现象。日常要利用好肾经当班的时段，合理地循按肾经，保护好肾精。只有肾精充足，才能使智力保持在较高的水平，同时还能提高生育能力。

🌐 护肾要从保护肾经着手

肾经，即足少阴肾经，为人体十二正经之一，共有 27 个穴位，左右共 54 穴。肾经循行起于足底的涌泉穴，绕过足跟，上行至腹部。气血在酉时流注到肾经，因此此时肾经最为活跃，最适宜收藏精华。恰好这一时间也是吃晚饭的时间，所以不宜大量运动，也不宜大量喝水，以免增加肾脏的负担。此时，一天的工作大多已经做完，应当注意休息。

肾经有三大功能，分别是保养肾脏、保护元气、畅通血脉，因此保护好肾经对于身体的保健作用是相当巨大的。这三大功能分别保护了人体精、气、血中的一个，离开了这三样东西中的任何一个，身体都不可能保持健康状态。元气，又称原气、真气，是人体中最基本、最根本的气，是生命活动所必需的。元气充沛的人，脏腑组织功能健旺，身体强壮少病；反之，元气衰惫，人就会生病、衰老。血脉是运行气血的通道，能营养全身，只有全身血脉畅通，人才能生成精、气、神。肾脏是先天之本，有封藏的特性，它能藏精，使

女

滋阴养血补肾三部曲

之不随意外泄，另将肾精化为肾气，从而与人体的生、老、病、死的整个过程密切相关。

那么怎样才能保护好肾经呢？其实方法说出来也很简单，那就是将肾经的气血梳理畅通。肾经是阴经，走腹部，经常按摩腹部的相关位置，就能够帮助肾经保持其循行畅通、气血旺盛。按摩时最好选择酉时，这是气血流注肾经的时间，可以采取坐姿，也可以站着，用手掌或手握空拳轻轻推揉肾经，沿着正中线从心口至小腹上下推揉。每次推揉5～10分钟，每天1次。即可保证腹部的肾经畅通无比。

🌏 练练逍遥步，身体自然好

逍遥步是道家的功法，经常锻炼也有很好的养生效果。在锻炼的时候，大家要保持良好的状态，健康状态和精神状态都很重要，以便能够投入进去，专心练习。要在气血足、精神好的时候进行，老人在下午17：30吃完晚饭以后，先做半个小时的调节，不要急着练习，等到18：00左右开始练功。此时，肾经气血最旺、功能最稳定，有利于促进饮食的消化吸收，增强脾胃的功能，防止各种胃肠病的发生。在肾经当令的酉时练习，可以充分调动肾之精门，练精化气，练气化精，使人精满、血盈、气足、神肝。

练习步骤：①开始练习时，双肩要完全放松，以肩带动胸、腰、胯和臀部的运动；手指自然微曲，手腕略微向内侧转动，使两手的劳宫穴（握拳时中指尖指向处）始终保持相对的状态。

②行走的过程中，左脚和右脚间隔约10厘米，膝关节略微弯曲，向前迈步，类似于走猫步，但是速度不要太快。抬腿时，脚跟先提起，大脚趾轻点地。落脚时，脚跟内侧先着地，脚尖抬起，如此循环前进。

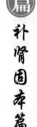

第三篇 补肾固本篇

冬季养生重在藏阳气

数九大寒天，正是养藏时

从天气转冷，进入立冬之后，冬天便正式开始了，此时11月才刚刚开始，直到1月末的大寒到来，标志着冬天的正式结束。我国古代则将冬天划为九九八十一天，如南朝沈约《夕行闻夜鹤》："九冬负霜雪，六翮飞不任。"在整个寒冷的冬天里，万物进入休息状态，树木的营养向根部集中，有些动物则直接进入冬眠，甚至整个冬季不吃不喝。因此，冬季整体呈现为阳气潜藏，阴气极盛的特点。

人类是恒温动物，无法像某些动物一样冬眠，但民间却有冬季养藏的习俗。因为冬天是天寒地冻，万物肃杀，生机潜伏闭藏的季节，人体的也随着自然界的转化而潜藏于体内。因此，冬季养生应当顺应自然界闭藏的规律。抑制情志活动，保持精神的安定，含而不露，避免烦扰，使体内的阳气得以潜藏。

入冬以后，最重要的是做好防寒保暖工作，以免寒邪入侵，导致脏腑受损。冬天最容易受到损害的脏腑是肺，因为肺部喜欢温暖潮湿的环境，不喜欢寒冷干燥的环境。平时要多穿点衣服，如果有寒风，出门的时候最好戴上口罩，把寒气阻挡在外，不让其进入体内。

劳动强度不同，保养方法也不同

现在的工作主要有两种，即脑力劳动和体力劳动。脑力劳动饮食精细，但是运动较少；体力劳动者运动量大，缺少休息。这两类工作给人体造成的损害各有不同，长期工作之后给人体带来的损害也有差异，所以在冬季的保养方法也有不同。

从事脑力劳动的人，长年埋头工作，一坐就是好几个小时，有时甚至连夜加班，哪怕坐着直打呵欠也不敢躺下稍稍睡一会儿，他们很少锻炼身体。祖国医学认为，长期从事脑力劳动，又缺乏运动，很容易引起精血亏虚，阳气不足，会出现身体疲乏，头晕目眩，视力减退，失眠心悸，健忘等症状。每当出现这些症状时，我们应当特别注意补肾，因为脑为髓海，又为元神（也就是中枢神经）之府，髓海的充足与否，与智力的关系十分密切，而髓海能不能充足，则与肾精的不断补充有直接关系。冬季是肾藏精的季节，脑力劳动者要首先考虑冬补肾精以保证脑力充足，同时多吃壮阳的食物。值得一提的是，脑力劳动者只要注意防止用脑过度，一般来讲，大脑的不断训练和工作可以使脑细胞的老化过程减慢，在一定程度上，也就是一定强度内，可以说脑子越用越灵，若是能积极并合理地用脑，本身就可以补脑，可以使人长寿，延缓衰老。

而对于长期从事体力劳动的人来说，他们的休息和调养就大有不同了。脑力劳动者平时的活动量太少，所以闲下来之后应该做些活动，可是体力劳动者平时就在不断地活动，他们往往劳力过度，造成筋骨受损，同时由于工作的性质，会受到不可避免的恶劣环境因素的影响，而使身体受损，如井下工人多在潮湿环境中劳动；冰库工作者常在寒冷地方工作；高温车间工人常常受到高温的烘烤；长期在厨房工作的人，会过多地吸入油烟；在干燥沙漠风沙地区，常受到风沙的侵害等。这些特殊的工作环境与脑力劳动者往往大不相同，因此，给劳力者所带来的影响也是多种多样。总的来说，相对于脑力劳动者阳气不足的特点，体力劳动者大多是肾阴受损，因此平时要多注意滋阴。

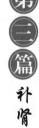

第三篇 补肾固本篇

根据年龄制订补肾方案

人在不同的年龄阶段时，身体健康的表现有所不同，所以在确定冬季食补方案时，也要有所甄别。

年轻女孩往往还在学习阶段，需要通过补益心肾健脑益智，可以吃一些龙眼、黑木耳、灵芝、羊心、猪心、猪瘦肉、鸡肉、小麦等可以补益心脾以益智的食物，以及百合、麦冬、莲子、五味子等可以补益心肾的食物。

中老年女性则需要注重于滋阴或补阳，要补益肝脾肾，可以吃一些银耳、猪脑、鸽肉、杜仲等可以补益肝肾的食物，以及海马、核桃、胡桃、沙苑子等可以补益脾肾的食物。

总的来说，冬季确定进补方案时，必须根据情况的不同，制订不同的方案，选用不同的补品。在寒冷潮湿环境中工作的人，应注意补充一些温补脾肾的东西，以增强人体抗寒抗潮湿能力，使得血脉充盈，气血流通，服用鹿茸、杜仲、党参、白术、云芋、附子、羊肉、狗肉、鹿肉和虾等。在高温和干燥的环境里生活工作的人，冬补不宜过温，应当考虑配合养阴益气滋润之品，如玉什、沙参、石斛、麦冬、百合、木耳、甘蔗、梨、椰子汁、松子仁、整肉、蜂蜜等。

避免冬季养肾的误区

所谓"春生、夏长、秋收、冬藏"，说的正是万物生长的规律，冬天是闭藏的季节，人的养生规律也是一样，冬天就是身体处于闭藏的时候，此时需要努力补充元气，对身体器官进行平衡和调养，这一点做好了，开春之后才有更好的精力迎接新一年的到来。而肾为先天之本，肾藏精，主生长、发育、生殖，只有肾健康，身体的发育生长才会充满活力。

对于女人来说，肾虚同样是一件很可怕的事，它不仅会使我们身体内部的功能下降，还会使女人面部的美丽大打折扣。冬季天气寒冷，正是适合女性养阴补肾的好时机！可是，在养肾的道路上，充满了各种各样的误区，人们一不小心就会陷入其中，不仅达不到养肾的效果，反而会对身体造成伤害。

 养肾误区一：暴饮暴食

冬季是养肾的季节，应该多多补充营养，滋补身体，但是这并不代表我们可以毫无节制地补充营养。很多人在冬季尤其是过年那段时间疯狂进补，这恰好犯了养肾的大忌。没错，冬季养肾是要进补，但是要根据自身的条件来决定进食的方案，如此才能事半功倍。不分身体详细情况暴饮暴食，只会给身体造成更大的负荷，得不偿失。

俗话说"常吃八分饱，延年又益寿"，饥饱的界限应该怎样确定呢？其实很容易做到。

首先要把握好吃放的时间，养成按时吃饭的习惯。最好在有点饿的时候就开始吃饭，不要等到饥肠辘辘的时候才开饭，这样就很容易吃饱，也很容易获得满足感，避免吃得太多。

其次，吃饭的时候要细嚼慢咽，每一顿饭的进餐时间至少要保证在20分钟，这是因为从食物进入口中，过了20分钟后大脑才会接收到吃饱的信号，如果吃饭太快，很可能吃了太多仍然感觉不到饱。

最后，吃饭之前可以喝点汤，增加饱腹感。

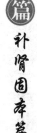

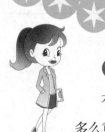

养肾误区二：通宵熬夜

有一句话说"睡眠是最好的护肤品"，说明了睡眠对女人来说是多么重要。中医以为，睡眠是平衡人体阴阳的重要手段，在冬季特别重要，立冬开始就应该早睡晚起，借以顺应天气变化的规律。据研究发现，睡眠不足、经常熬夜的女人容易发胖、易患高血压、心脏病等疾病，所以女人真的要对自己好一点，给自己一个充足的美容觉，睡眠充足了，精神自然也会变好。

养肾误区三：情志不舒

《黄帝内经》中说："恬淡虚无，真气从之，精神内守，病安从来。"意思是保持恬淡的精神状态，不去思虑太多，疾病就无从下手。每个人都有喜、怒、忧、思、悲、恐、惊，这是人的七情。任何一种情绪，一旦过了头就会对身体造成伤害。很多疾病和心情有关，所以养肾的首务就是养心。进入冬天，人的情绪更加轻易变得低落抑郁，要幸免自己受到不良情绪的影响，维持乐观，注意减少焦虑情绪，不要像眉尖若蹙的林黛玉一样。在悲伤的时候不妨深呼吸几下或者多去郊外走动，运用外界的事物尽量让自己内心宁静下来。

养肾误区四：拒绝憋尿

小便是人体正常的排泄过程，正常排尿不仅可以排除体内的代谢产物，对泌尿系统也有净化作用。如果不能正常排尿，憋尿会使得膀胱胀大，膀胱壁血管被压迫，膀胱黏膜缺血，抵抗力下降，病菌就会乘虚而入，容易引起膀胱炎、尿道炎等泌尿系统疾病。肾又和膀胱之间有一定的联系，当膀胱和尿道发生炎症时，很容易传染给肾脏，结果导致肾虚。

养肾误区五：用药不当

在临床上，所有的肾病患者当中，有很大一部分是因用药不当导致的。因为肾脏是人体重要的排泄器官，而药物一般通过尿液代谢出体外，如果用药不当，就会对肾脏造成伤害。大多数感冒药是非处方类药物，用药人群广泛且购买方便，因此服药不当导致的肾病并非个例。

养肾误区六：重口味饮食

重口味饮食包括过量摄入盐、酱油、味精、辣椒等各种调味品，这些调味品吃多了对身体都不好，尤其是过量食盐对身体的伤害更大。一般来说，成年人每天的食盐量保持在 6 克左右即已足够，过量摄入容易伤肾。目前我国居民的平均食盐量远远超过了这一标准，甚至已经超过了 10 克。

打哈欠是上班族的补肾法

打哈欠也是一种养肾方法

说到补肾，一般人能够想到的不外乎是吃点补品，加强运动，很少有人知道除了这些以外，适当的休息也是养肾必不可少的。生活中有很多细节具有养肾的作用，我们每天都在不断地重复这些细节，只是我们自己并不知道，打哈欠就是其中的一种。每个人都会有打哈欠的时候，但并不是每个人都能有意识地以打哈欠的方式去养肾。

打哈欠很容易，也不是人类的专利，许多动物也会打哈欠，如猫、狗、熊猫，甚至是兔子。或许你无法相信，在这简单的张嘴——

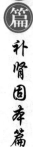

第三篇 补肾固本篇

哈气—闭嘴的动作后面，竟然藏着一个很大的健康秘密。美国的一项研究表明，人类打一个哈欠，平均只需要6秒。但是，就在这短短的6秒里，你的大脑、眼部、肝脏，甚至是性功能，都得到了锻炼，获得了不同程度的提升。

打哈欠是人类正常的生理反应，是人体对自我的一种正常的保护，但是人究竟为什么会打哈欠，目前还没有一个统一的答案，科学家们也是众说纷纭。有的说打哈欠是由缺氧导致的，因为打哈欠会嘴巴张大，这样可以吸入更多的氧气，有的说打哈欠是由疲倦导致的，还有的说打哈欠是为了提醒人们保持清醒。不管哪一种说法，都有它的理论依据，目前医学界更加倾向于打哈欠是由大脑缺血缺氧导致的，大脑缺氧传递给下丘脑信号，而出现打哈欠，是为了增加脑部的供氧。而且，缺氧也会导致无聊和疲倦，吸入更多的氧气则会让人更加清醒，这无疑涵盖了后面的两条说法。

从中医的角度来看，打哈欠与"气沉丹田"颇为相似。这其实就是一种深呼吸，也叫腹式呼吸。爱打哈欠的人，往往是肾虚、肺虚的一种表现，因为打哈欠与咳嗽、打喷嚏一样，是人的一种自救行为，是补足肾气的方法。中医认为，肺主呼气，而肾主纳气，是说肾与人的吸气功能有关，肺虽是主呼吸的，但肾有摄纳肺气的作用。一般在临床上的久病咳喘，特别是年老肾虚患者，多有纳气困难。

要打哈欠，也要伸懒腰

伸懒腰和打哈欠的性质很像，这是两种非常有趣的生理反应，事实上人在打哈欠的时候也会想要伸懒腰，不信你试试？看看你张

女

滋阴养血补肾三部曲

大了嘴巴，深深地吞吐气息时，胸口和肩膀处的肌肉也被带动了，剩下就差张开手臂了。因此可以说伸懒腰是哈欠的导引，要把二者结合起来，让身体气血更流通，这对于补助肾气、疏理肝气、扩展胃气和肺气都有好处。这也是一个缓解疲劳、提神醒脑的好方法。

伸懒腰的时间也不长，可能哈欠打完之后，人还意犹未尽，所以伸懒腰的时间会延长几秒。在短短的几秒钟内，伸懒腰可驱动很多淤积停滞的血液，改善血液循环。此外，伸懒腰还能疏通颈部血管，让其把血液顺畅地输送到大脑，使大脑得到充足的营养，从而缓解疲劳，振奋精神。并且，它能使全身肌肉，尤其是腰部肌肉在有节奏的伸缩中得到锻炼，及时纠正脊柱过度向前弯曲，防止腰肌劳损，保持健美体形。

过于频繁地打哈欠可能是脑卒中的征兆

打哈欠虽然能让我们更舒适，但是频繁打哈欠也并非好事，这代表你的大脑严重缺氧，急需休息，所以才会不停地通过打哈欠的方式补充氧气。临床研究发现，有70%~80%的缺血性脑卒中病人，在发病前1周内会出现频繁打哈欠的现象，这就是大脑缺血、缺氧造成的。所以中老年人，尤其是心胸血管病患者，如果频繁打哈欠，千万不要掉以轻心。

中老年人要对频繁打哈欠提高警惕，要想到是否有脑血管疾病的可能，如果本身已经患有高血压、糖尿病或高血脂一类的疾病，就更要打起精神了，应及时到医院检查治疗，同时要避免劳累，适当进行户外活动等。同时还要严禁烟酒，限制高胆固醇饮食，以便有效地预防脑卒中的发生。

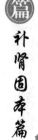

第二篇 补肾固本篇

225

练练功法，提升补肾效果

古代中国有一套独特的宇宙观，最广为人知的就是道家的阴阳理论，古代中医的很多理论也建立在宇宙观之上，如脏腑的阴阳就是结合了宇宙阴阳理论的产物。为了强身健体，古人开创了许多功法，如太极拳、五禽戏等，经常练习这些功法，能够帮助我们解决体内阴阳失衡的难题。

疏通经络：真气运行法

真气运行法是通过调理呼吸、屏气凝神等方式，对气血和经络的运行进行梳理，从而达到养生保健的效果。它并不像武侠小说中描写的那样夸张，但是经常练习确实有强身健体的功效。

步骤：①运行真气可以采用多种姿势，站、坐、卧、行均可，它们的共通点是放松全身，排除杂念；

②头部端正，身板挺直，含胸拔背，神态安详平和；

③从肚脐处慢慢吸气，同时收腹，有一种前腔贴后腔的感觉，有一股热气从肚脐进入，到达后腰；

④吸到无法再吸气的时候，停留片刻，然后缓缓呼出气体，同时腹部慢慢鼓起；

⑤以上为一组，每次做九组，做完之后准备收功。双手互搓，快速发热，轻轻拍打额头，由前向后，由轻到重，由慢到快，然后双手指尖相对，由面前向下移至小腹处，同时意想头上的气通过经络缓缓落到下腹的丹田中。双手叠压在小腹处，收气片刻即可；

⑥每天早晚各做1次。

这种方法十分简单，或许大家还不太明白，我们可以和平时正

滋阴养血补肾三部曲

常的呼吸相对比，就能很容易理解了。正常吸气的时候，肺部和腹部扩张，于是胸腔和腹部向外鼓起。呼气的时候刚好相反，肺部和腹部收缩，迫使气体流出，因此伴随着收腹运动。这里介绍的功法，和我们正常的呼吸刚好相反，只要方法正确，它便能让我们在短时间内明显感觉到发热、膨胀，坚持几天，就能让我们感到神清气爽。

调理气血：内养功

内养功在明末清初开始流行，是一种以吐纳为主的功法，它强调的是呼吸停顿、默念字句、舌体起落，及气沉丹田这一系列的动作。在练功的同时，也要锻炼呼吸与意守的配合，能够使心神安定、气血运行。习练内养功通过特定的姿势、呼吸和意念的操作，实现形体舒适、呼吸调和、意念恬静，从而起到静心守神、培补元气、平衡阴阳、调和气血、疏通经络、协调脏腑等作用。

下面以坐姿为例，介绍一下内养功的其中一套功法。

（1）鼻呼吸，或口鼻并用，鼻吸气，口呼气。

（2）先吸气，用意念引领气息到达小腹，腹部鼓起，随后缓缓呼气，小腹回缩，呼气完毕之后停顿几秒，小腹不动。

（3）吸气时舌抵上腭，呼气时舌落下，停顿时舌不动。配合念"恬惔虚无"四字，吸气时默念"恬"字，此时舌尖抵在上腭，腹部鼓起；呼气时默念"惔"字，此时舌头回落，收腹；停顿时默念"虚无"，舌头和腹部都没有动作。如此反复练习 20 ~ 40 分钟。

内养功的呼吸方法和真气运行法并不相同，在练习的时候注意区别。

补肾强筋：叩齿吞津法

叩齿吞津法是一项十分古老的中华传统养生术，受到名医陶弘

景和孙思邈等人的推崇，一时为世人所知，于是传递千年，一直延续到现代。古人认为牙齿和身体的健康之间有直接的联系，牙齿健康，身体就会健康。据文献记载，生活在一千四百年前的医家陶弘景，年过八旬，牙齿仍然完好，身体也很健壮。他认为"齿为筋骨之余"，每天都要坚持叩齿法。唐代名医孙思邈则主张"清晨叩齿三百下"，他自己则活到101岁，无疾而终。宋朝大诗人苏东坡也有叩齿健身的习惯，他说自己每天晚上一过半夜，就会披上上衣面朝东南，盘腿而坐，叩齿三十六下，当下神清气爽。

叩齿：早晨醒来后，不要立即起床活动，也不要大声说话，心里保持安静，摒弃杂念，全身放松，口唇微闭，心神合一。闭上眼睛，然后使上下牙齿有节奏地互相叩击，铿锵有声，次数不限。刚开始锻炼时，可轻叩20次左右，随着锻炼的不断进展，可逐渐增加叩齿的次数和力度，一般以36次为佳。力度可根据牙齿的健康程度量力而行。

吞津：在扣齿的过程中，口内生出津液，不要把它当作痰液吐掉，这些津液是自然分泌的，对身体有益无害。用古人的话来说，叩击结束后，要辅以"赤龙搅天池"，也就是用舌头在腔内贴着上下牙床、牙面搅动，用力要柔和自然，先上后下，先内后外，搅动36次。这个方法可以按摩齿龈，改善局部血液循环，加速牙龈部的营养血供。最后分三次徐徐咽下。

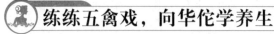

练练五禽戏，向华佗学养生

五禽戏是健康养生的传统功法

中国自古就有一句话，叫"药补不如食补，食补不如动补"，说的是一个中医养生十分重要的观点，吃药不如饮食，饮食不如运动。换句话说，运动是十分有效的保健方法。

三国名医华佗创建的五禽戏，中国民间流传时间最长、范围最广的健身方法之一。"禽"指禽兽，古代泛指动物；"戏"在古代是指歌舞杂技之类的活动，在此指特殊的运动方式。这个五禽戏，说得简单一点就是通过模仿虎、鹿、熊、猿、鹤五种动物的动作来强身健体的一种养生运动。

五禽戏的功效显著，《三国志·华佗传》记载，华佗曾对弟子吴普说："人体欲得劳动，但不当使极乐尔，动摇则谷气得消，血脉流通，病不得生，譬犹户枢不朽是也。是以古之仙者，为导引之事。吾有一术，名五禽之戏。一曰虎，二曰鹿，三曰熊，四曰猿，五曰鸟。亦以除疾，并利蹄足，以当导引。体中不快，起作禽之戏，沾濡汗出，因上著粉，身体轻便，腹中欲食。普施行之，年九十余，耳目聪明，齿牙完坚。"大致意思是拒绝无节制地享乐，以保持气血的充足，同时勤加锻炼，使血脉流通。吴普按照华佗教的五禽戏进行锻炼，九十多岁还耳聪目明，牙齿也很好。到了现在，这套动作也是备受人们推崇的，甚至广泛运用于关节炎、骨质增生等方面的康复治疗中。

五禽戏练习要点

在练习之前，除了熊戏需要两脚平行分开与肩同宽，其他预备式的动作一样：脚后跟靠拢成立正姿势，双臂自然下垂，双眼平视前方。需要注意的是，所有的动作分左式和右式，详细介绍左式，右式为左式的相反方向。做完左式做右式。具体如下：

（1）虎戏。两腿弯曲下蹲，重心移到右腿上，左脚成虚步，脚

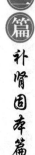

第三篇 补肾固本篇

229

掌点地，靠在右脚内踝处。同时，两掌握拳提到腰两侧，拳心向上，眼睛看左前方。

左脚向左前方斜迈一步，右脚跟进半步，重心放在右腿傻上，左脚掌虚步点地。同时，两拳沿胸部上抬，拳心向后，抬到两腮的时候，两拳相对翻转变掌向前推出，与胸齐高，眼睛看左手。

（2）鹿戏。右腿弯曲，身体向后坐，左腿向前伸出，左膝微屈，脚掌虚踏；同时，左手向前伸出，掌心向右，手臂稍稍弯曲，右手位置与左手相对。

两臂在身前同时逆时针方向旋转，左手绕环比右手大些。同时，腰胯、尾骶部的逆时针方向旋转，长时间练习，过渡到以腰胯、尾骶部的旋转带动两臂的旋转。

（3）熊戏。右腿稍稍弯曲，身体略微向右转。同时右肩向前下晃动，右臂下沉。左臂微屈上提，左肩随之向外舒展。

（4）猿戏。双腿稍稍弯曲，左脚向前迈出。同时，左手沿胸前向上，到腮边向前如同拿东西一样探出，将达终点时，手掌撮拢成钩，手腕自然下垂。

右脚向前迈出，使左脚靠在右脚内踝处，右脚脚掌虚步点地，做第一步中左手的动作，同时左手收到左肋下。

左脚向后退步，右脚随之退到左脚内踝处，脚掌虚步点地。同时，左手沿胸到腮边向前做取物钩手，右手收回到右肋下。

（5）鸟戏。左脚向前迈一步，右脚跟进半步，脚掌虚步点地。同时，两臂慢慢从身前抬起，掌心向上，与肩同高的时候，深吸气，两臂向左右两侧举起。

右脚前进与左脚相并，两臂从身体两侧放下，掌心向下。同时，

滋阴养血补肾三部曲

深呼气，下蹲，两臂在膝下相交，掌心向上。

　　在练习的时候，要保证全身放松，情绪也要轻松乐观，还要注意意守，不胡思乱想。同时，用腹式呼吸，呼吸要调匀，舌抵上腭，吸气用鼻，呼气用口。动作要形象，模仿虎的威猛、熊的沉稳、鹿的温驯、猿的轻灵，鸟的轻翔舒展。

　　虎戏主肝，能够疏肝理气，达到舒筋活络的效果；鹿戏主肾，益气补肾，对腰和骨骼是非常好的；熊戏主脾，能够调理脾胃；猿戏主心，最是养心补脑、开窍益智；鸟戏主肺，能补肺宽胸，调畅气机。可以全套练习，也可根据自己的需要挑选练习。

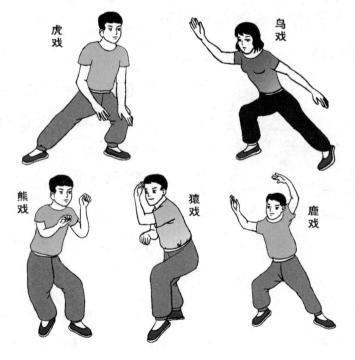

虎戏

鸟戏

熊戏

猿戏

鹿戏

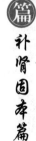

第三篇

补肾固本篇

第二章
穴位按摩，补肾养肾一手搞定

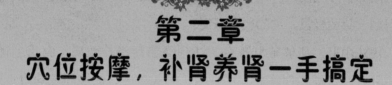

大钟穴：敲响健康最强音

功效 联络表里，益肾平喘。

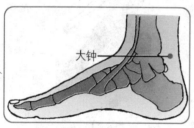

位置 大钟穴属足少阴肾经穴。该穴在骶部，当次髎下内方，适对第4骶后孔处。

主治 主治月经不调、小便不利、便秘、胸中胀满、癃闭、腰脊强痛、足跟痛、大便不利、腹满、食不下咽、舌干、咯血、气喘、痴呆、善惊、善怒、嗜卧、疟疾、咽痛、舌本出血、神气不足等。

穴位配伍

大钟穴配行间、期门、膻中，治肝郁气滞；配中脘、阴陵泉，治痰气郁结；配脾俞、足三里，治心脾两虚；配间使、百会，治哭笑无常；配三阴交、中脘、足三里，治消化不良、食欲缺乏；配行间穴缓解治疗虚火上炎之易惊善怒；配鱼际穴缓解治疗虚火上炎之

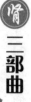

女 滋阴养血补肾三部曲

咽痛；配太溪穴、神门穴缓解治疗心肾不交之心悸、失眠。

穴位剖析

大钟，即巨大的钟，这里指的可能是编钟，也可能就是寺庙里的钟，编钟是乐器，寺庙里的钟只能用作报时或警报。总之，钟与其他乐器相比，声音浑厚、洪亮。该穴名意指肾经经水在此如瀑布从高处落下，发出如敲响巨钟的浑厚之音。大钟名意与大钟同。

本穴有联络其他经络的气血的作用，故为肾经络穴。本穴气血的运行变化是经水由高处落入低处，经水落下时散发出大量的水湿气体，水湿气体吸热后飘散于穴外。

穴位按摩

大钟穴有蕴藏经气的作用，每天用手指关节轻轻敲 15 分钟，就可以有效治疗气息运行不畅。

平时有气喘症状的朋友，可以试试敷贴大钟穴和涌泉穴。准备一些生白矾，把它磨成细末，然后用醋调成糊状，敷在大钟穴和涌泉穴上，用医用胶布固定。敷 12 小时取下，再贴新的。

▼敲响大钟穴，养肾最强音

肾对人体的重要性不言而喻，肾经对人体的意义也是毋庸置疑的。肾经起始于足部小趾，斜着经过足心，然后到达足根，再向上到达腿部，及至肾脏，一直到达锁骨，直上人的喉咙，当肾气不足的时候，就会出现嗓子失声、沙哑，甚至说不出话，这时按大钟穴可很快起效。

大钟穴是足少阴肾经的一个重要穴位，古人用这样的名字给它命名，固然和它的种种特性有关，但也和它的疗效有关，并不是一

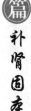

时心血来潮胡乱编的。一口大钟悬在钟楼里，如果没有外力击打，或者风力吹拂，它是不会发出声音的。人体则刚好相反，人本来是能够说话的，但有的时候会因为某些原因突然说不出话，此时敲打大钟穴，就可以治疗无缘无故的失声，让我们的喉咙发出声音。大钟穴的主要功效是排毒和御寒，按揉此穴可排除体内的毒气，温暖身体。人肾气不足的时候，按这个穴位时会很痛。按揉这个穴位会让气血从脚上升到肾，从而补充肾气，改善肾气不足的状况。

当然了，按摩大钟穴的功效并不止于发声，还包括很多其他的方面。肾主藏精，肾虚人体的精气便会不足，精气不足的人总是想要睡觉，其实他们并不是真的困了，而是身体太虚弱，需要通过睡眠来补充。中医认为，"久病入络"，人生病的时间久了，经络就会变得虚弱，这时候就要刺激经络，在强壮经络的同时，治疗疾病。肾虚就要补肾，而补肾最有效的穴位就是大钟穴。假如一个人长期肾虚，就会常常有"心有余而力不足"的感觉，做什么事情总是想得很好，可是一旦干起来，就没有冲劲了。俗话说得好，身体是革命的本钱，如果身体不行了，即使他的意志再坚强，也很难把一件事情坚持到底。无论任何时候，一个人的身心总是连接在一起的，只有身体强健了，他的意志才会更加坚定，做任何事情都会干劲十足。要想改善这种毛病，要从日常保健做起，平时没事的时候可以按揉大钟穴，来补充体内的阳气。

用力按摩大钟穴的时候，会有疼痛的感觉，这是因为凡是骨痛都和肾经有关，所以大钟穴也是治疗骨痛的一个要穴，尤其是足跟痛的患者平时可多揉此穴。

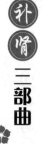

水泉穴：活血消肿更安心

功效 清热益肾，活血通络。

位置 水泉穴属足少阴肾经。位于足内侧，内踝后下方，跟骨结节的内侧凹陷处。水泉穴位于太溪穴下方1寸处，找到太溪穴就能轻松找到水泉穴。

主治 水泉穴有利水消肿、清热益肾、活血调经的作用，可以有效改善水肿、肾气不足、小便不利等。水泉穴是肾经上的穴位，而

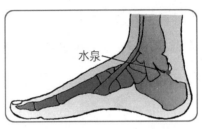

水泉

肾的主要功能是藏精，肾水也是肾精。对于女性来说，肾精充足则身体健康，月经正常；肾精不足则身体衰弱，月经不调，因此水泉穴对各种月经病，如月经不调、痛经、闭经有很好的改善作用。长期按揉此穴，对子宫脱垂、不孕症、阴挺、小便不利等女性疾病也有不错的调理功效。

穴位配伍

水泉穴配承山、昆仑，主治足跟痛；配血海穴、气海穴、肾俞穴、气海俞穴、三阴交穴缓解治疗肾绞痛、肾结石；配肾俞穴、中极穴、血海穴缓解治疗血尿；配中极穴、水道穴缓解治疗肾气亏虚；配气海、三阴交，主治月经不调，痛经。

穴位剖析

水，指水液；泉，指地下流出的水源。水泉穴这个名字，指的是肾经的地部经水由大钟穴传来，由下而上、由内而外，汇集于此

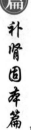

第三篇 补肾固本篇

处，如同泉水一般。

水泉穴同时也是肾经的郄穴，前面说过，"郄"就是孔隙的意思，郄穴表明此处有细小的肾水流过，因此具有清热和调理水液的作用。对于女性来说，水泉穴有活血通经的作用，止痛效果非常明显。尤其是气血瘀滞、水液代谢失调而引起的痛经患者，疼痛发作时按揉水泉穴往往就可以很好地缓解疼痛。水泉穴，顾名思义和水有关，一切与水液代谢失常有关的疾病，如女性经期肚子胀、月经不调等，都可以利用水泉穴这味"大药"来调治。

穴位按摩

揉按法：女性痛经难以忍受时，可以用揉按法刺激水泉穴。先找到水泉穴的所在位置，以拇指按住，先做向心方向推按，然后再以顺时针方向揉按，直到出现酸胀、麻痛的感觉，持续 5 ~ 10 分钟，患者自会感觉到症状好转。

▼ 刺激章门穴，养胃又减肥

水泉穴是肾经上的郄穴，一般而言郄穴都是可以治疗急性病的，水泉穴也不例外。水泉穴可以清热降温，利水消肿，这些都很符合现代医学中的炎症的特征。例如当我们扁桃体发炎的时候，往往会发烧、肿痛，这是因为我们体内的免疫系统被调动起来了，为了解决发炎这个异常现象而变得活跃起来，将原来身体不需要的生命体征放大，从而使我们感觉到不舒适。从这个方面来说，发炎不仅是身体的自愈反应，同时也是给我们的健康警报。

水泉穴就是专门负责消肿的，使水液和气血能够再次通畅，小便也能恢复正常。有的患者总是被小便不利所困扰，频繁地上厕

女滋阴养血补肾三部曲

所，可是每次只有一点点。这是典型的肾气不足。医院通常诊断为泌尿系统感染。老年人大多有这一类的问题，更要每天坚持多揉水泉穴。

泌尿系统感染也有发炎的表现，一般为肾炎、膀胱炎、尿道炎等，有尿频、尿急、腰痛等表现。泌尿系统感染的发病率很高，大约有50%的女性朋友曾经患过此类疾病。如果你正在受到这类疾病的困扰，赶紧去揉水泉穴。出现尿路感染症状时，马上拇指按揉对侧足内踝尖与足跟尖连线中点处的水泉穴（两侧皆有），哪儿刺痛就按揉哪，大钟穴的位置在足内踝尖与跟腱连线的中点偏下方的骨头上缘。按揉痛点5分钟，当穴位的疼痛缓解时，尿路感染症状可减轻或消失。

除了有利水之功能以外，水泉穴还可以活血通经。尤其是月经量少的女性，腹胀的感觉特别难受，但是经血就是不下来，就像堵住了一样，这时要赶紧揉水泉穴。女人最怕痛经，许多人家里也许准备了一堆月月舒、乌鸡白凤丸之类的药品，可是吃药终归是权宜之计，无法从根本上解决问题，也许这个月好了，下个月照样疼得满地打滚。因此，要从多方面寻找原因。

尺泽穴：补肾又能治肺病

功效。 通经止痛，清热利湿。

位置。 尺泽穴属于手太阴肺经，位于手肘中。取穴时，先将手

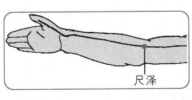

尺泽

臂抬起，用拇指在手臂内侧的中央处摸索，可以摸到一条粗粗的筋

第三篇 补肾固本篇

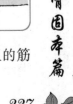

腱，筋腱的外侧即是尺泽穴，缓缓用力按压，有疼痛感。

主治。 尺汗穴具有倾泻体热的作用，有属于肺经，因此对于肺热引起的咳嗽、气喘等病症有着良好的效果。现代医学常用其治疗感冒、扁桃体炎、支气管炎、咽喉炎、麻疹、高血压、肺炎、哮喘、肘关节软组织疾病等。

穴位配伍

尺泽穴配中府、肺俞，可以治疗咳嗽；配曲泽，治疗手臂挛痛；按膻中、膈俞，治疗急、慢性乳腺炎；配委中，治疗哮喘。

穴位剖析

尺泽穴是肺经的合穴，五行属水。合穴是经络的会合之处，由此深入，进而汇合于脏腑，就像百川归流，汇入大海。尺暗指人体肾脏，泽暗指雨露，雨露有增溉的含义，即灌溉肾，也就是说尺泽是补肾的腧穴。

从表面上看，尺泽穴和养肾似乎没有什么关系，其实不然。我们说过肾主水，体热清除、水液运行，肾脏才有可能保持健康。从这一点来看，尺泽穴虽然归属于手太阴肺经，但是它确实拥有补肾养肾的功用。

穴位按摩

尺泽穴位于手臂上，伸出手臂即可直接看见穴位所在的位置，因此按摩起来也比较方便。手臂可微微弯曲，将一只手的大拇指肚放在该穴位上，其余四指保持放松，按揉 36 次，以有疼痛感为宜。然后用同样的手法再按揉另一只手的尺泽穴，有放射性酸胀感效果好。

▼ 常按尺泽穴，补肾调虚实

尺泽穴是肺经的合穴，聚集了肺气，经常按摩可以疏通肺经。中医认为，肺主宣发肃降，因此按摩尺泽穴对于肺经的调理作用是非常巨大的，上可疏解肝经，中可运化脾胃，下可调补肾经。所以说尺泽穴也是补肾的穴位，而且特别适合上实下虚的人，例如高血压患者和哮喘患者就大多是这种情况。

从阴阳五行的角度来看尺泽穴，似乎能够更加容易地解释其效用。在五行中，肺属金，肾属水，金能生水，因此肺气充足就可以补肾，准确地说并不是补肾，而是为肾的保养提供有利条件，这种补肾的方法叫作泻肺补肾。泻是一种对人体能量的转化方式，把肺经多余的能量转化到肾经去。因为上焦的能量过多，让人觉得胸热、胸闷、胸病，总有火气，总想吃点冰凉的东西，而两脚却冰凉，形成上实下虚之证。

在现代临床医学上，中医对尺泽穴的效用也进行了开发，研究出多种治疗方案。例如，在治疗面神经麻痹时，可以针刺尺泽穴出血，配合刺激太阳穴等面部穴位，借以调节面神经微循环，消除面神经充血、水肿等症，促进炎症消退，从而使瘫痪的肌肉得到血液的滋养，逐渐恢复功能，各种症状自然会逐渐消失。在治疗三叉神经痛时，针刺尺泽穴出血，与太阳穴、下关穴、地仓穴配伍应用，调节三叉神经血液循环。经数次治疗，疼痛逐渐缓解、消失，多数患者治疗后可终止发作。

值得一提的是尺泽穴在治疗肩周炎方面的作用，虽然肩周炎的病变部位在肩膀，但是其根本在于肾气的亏虚，导致外邪入侵时身体无力抵抗，落下病根之后就很难祛除了。肩周炎也叫"漏肩风"

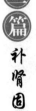

第二篇 补肾固本篇

"冻结肩""肩凝症"等，通常人们在日常工作和生活中，活动比较频繁。周围软组织经常受到各方面的摩擦，发生慢性劳损，即成肩周炎。当天气转凉，或连绵阴雨，以及过度劳累后，疼痛便会加剧。对肩周炎来说，特别要注重关节的运动，可经常打太极拳、太极剑、门球，或在家里进行双臂悬吊，使用拉力器、哑铃以及双手摆动等运动，但要注意运动量，以免造成肩关节及其周围软组织的损伤。中医在治疗本病时，采取针刺尺泽穴出血，与曲泽、曲池交替应用，可逐渐缓解疼痛，使肩膀可以自由活动。

筑宾穴：保护肾脏要靠它

功 效 清热解毒，降逆排浊。

位 置 筑宾穴属足少阴肾经，阴维脉之郄穴，位于内踝上 5 寸。

主 治 筑宾穴具有调理下焦、安心宁神的作用，临床常用于治疗精神类疾病，以及肾病、膀胱炎、睾丸炎、疝气等，现代常用于治疗精神分裂。筑宾穴的主要功效是清热利湿、化痰安神、理气止痛。在人体内，毒素最喜欢生长在有湿、瘀血、痰浊多的地方，而筑宾穴就是一个祛毒的要穴。

筑宾

穴位配伍

筑宾穴配鸠尾、中脘主治癫痫；配大敦穴、归来穴治疝气；配肾俞穴、关元穴治水肿；配承山穴、合阳穴、阳陵泉穴治小腿痿、痹、瘫；配水沟穴、百会穴治癫狂、癫痫证；配膀胱俞、三阴交主

治尿赤尿痛。

穴位剖析

筑，是古代的一种弦乐器，形状与琴相似，用竹尺击打发音。跟筑相关的传说中，最著名的莫过于高渐离击筑送别荆轲了，在易水岸边留下"风萧萧兮易水寒，壮士一去兮不复还"的佳话。宾，指宾客。该穴名意指足三阴经气血混合重组后的凉湿水气由此交于肾经。本穴物质为三阴交穴传来的凉湿水气（足三阴经气血在三阴交穴混合后既无热燥之性亦无寒冷之性），性同肺金之气，由此传入肾经后为肾经所喜庆，本穴受此气血如待宾客，故名。

筑宾穴同时也是阴维脉的郄穴。阴维脉是奇经八脉之一，《难经》中记载："阴维为病，苦心痛。"即是说阴维脉异常，会导致心痛。郄，指孔隙。本穴既为肾经之穴，同时又为阴维脉之穴，可是从三阴交传来的气血较为细少，如从孔隙中传来一般，故为阴维脉郄穴。

穴位按摩

点压法：患者可以采取坐姿或仰卧位，抬起一只脚，找到筑宾穴。手握胫骨，用拇指点压筑宾穴。此法有助于改善虚冷症状，促进血液循环。

温和灸：艾炷灸或温针灸3~5壮，艾条温灸5~10分钟。

▽ 筑宾穴是人体解毒之穴

筑宾穴最主要的功能就是排毒，也正是因为有了这个功能，筑宾穴也才有了清热、止痛、消炎等种种功能。因为人体内的毒素包含的种类实在太多了，不仅有病毒，还有运化不全的水湿，以及未

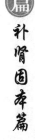

第三篇 补肾固本篇

能正常运行的气血，这些都有可能导致机体受损。而肾脏是人体最重要的排毒器官，肾脏通过运化水湿，代谢水液等方式，将人体内的羁留的毒素代谢出去。如果毒素实在太多，超过了肾脏的代谢能力，那么身体就会变成一个无人清理的垃圾站，垃圾越积越多，最终导致疾病。所以，刺激筑宾穴有助于加强身体的排毒能力，减轻肾脏负担，继而提升肾脏功能。

时常刺激筑宾穴，能够帮助我们排出体内的多种毒素，尤其是那些油烟、雾霾、油漆味等空气类毒素，对于生活在现代化城市里的人来说，刺激筑宾穴无疑是开启了一扇清新空气的净化机。经常吃药的人也可以按摩按摩筑宾穴，因为经常吃药也会导致毒素的沉积。是药三分毒，并不是说所有的药物都有毒性，而是因为药物进入人体之后，都需要经过一段时间的代谢，才能完全清理干净，如果频繁吃药，体内积存的药物尚未完全清理干净，就可以导致身体机能受到影响。这种影响有可能是有益的，当然也有可能是有害的。

除了筑宾穴以外，人体内还有其他几处有助于排毒的穴位，例如太溪穴、复溜穴，以及肝经上的太冲穴，当按摩一处穴位感到效果不明显的时候，通常是筑宾穴发生了淤堵，一定要先把筑宾穴给揉通。

筑宾穴可以排毒，其中也包括尿酸。尿酸过高会产生痛风、结石症，揉筑宾穴可以治疗这些病。只有把这些毒素清理干净，脏腑里的血液完全过滤一遍，新鲜的血液才能够产生，这才叫真正的打通肾经，也只有这样补肾才是卓有成效的。

命门穴：固藏肾阴的"门户"

功效 补肾壮阳，固藏肾阴。

位置 命门穴属督脉，在腰部，当后正小线上，第二腰椎棘突下凹陷中，与肚脐位置相对应。

主治 命门穴可以收敛、固藏肾阳和肾阴，因此可以用于治疗肾阳虚和肾阴虚引起的多种病症，如腰膝酸软，四肢发凉，精神疲倦，浑身乏力，头昏耳鸣，男性阳痿、早泄，女性宫寒不孕，性欲减退，

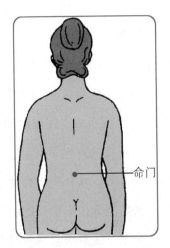

命门

便不成形或尿频、清长，夜尿多，五更泄泻等症。

穴位配伍

命门穴配肾俞穴，可以用于治疗肾阳虚诸证，如腰膝酸软、遗尿、头昏耳鸣等；配关元、肾俞、神阙，治五更泄泻。

穴位剖析

命，指人的性命，这是人的根本。门，指把守性命出入的门户。命门穴位处腰背的正中，内部连接脊骨，脊骨中的水液由此向外输出，达到督脉，维系着督脉的气血运行。把守着人的性命之本，故名命门。

命门穴是人体的长寿大穴，因为它统摄了肾阴和肾阳两个方面，合理利用该穴，可以治疗阴虚和阳虚引起的多种病症。因此，命门穴是生命的中心，可以发挥人与生俱有的体力并加以强化，具有补

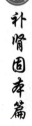

肾壮阳之功，为保健强壮的要穴。

搓揉法：用手掌大鱼际反复搓揉命门穴，直至感觉发热发烫。然后将手掌盖在穴位上，同时调整呼吸，保持意念的专注，持续 10 分钟。此法可以温肾壮阳，强腰固本，疏通督脉，并加强与任脉的联系。此法可以治疗腰部虚冷疼痛，关节怕冷，腹泻，女子虚寒引起的月经不调、宫寒不孕、手脚冰凉等症。

压揉法：右手握拳，顶住命门穴，按顺时针方向压揉 9 次，再逆时针方向压揉 9 次，如此重复操作 6 次，其间可更换左手进行，但要保持按摩方向不变。此法可以舒筋通络，促进腰部气血循环，消除腰肌疲劳，缓解腰肌痉挛与腰部疼痛，使腰部活动灵活，健壮有力。

艾灸法：可以取俯卧位，手持艾灸盒，放置于命门穴上，做温和灸，至皮肤稍红为度，持续 10 ~ 15 分钟。经常艾灸命门穴可强肾固本，温肾壮阳，祛除寒气，对于预防疾病有一定作用。

▼ "命门火衰" 只需按按命门穴

中医理论中有一个词叫"命门火衰"，指的正是肾阳衰微，命门之火正是肾阳。与此相对的是命门火旺，也就是肾阴虚。

中医认为，在人体内有一种看不见的"火"，也就是我们常说的阳气，它能温暖身体，为生命提供源源不断的支撑，这种"火"就称为"命门之火"，因为它和命门穴一样，扼守着生命的门户。在身体健康的情况下，肾阳和肾阴相互促进，又相互制约，命门之火藏而不露，只负责维持人的生理需求，却不会对人体造成伤害。但是如果人体内阴阳失调，导致命门之火失去了制约，火性就会浮炎于

滋阴养血补肾三部曲

上，表现出咽喉干痛、两眼红赤、鼻腔热烘、口干舌痛以及烂嘴角、流鼻血、牙疼等症状，就是我们熟知的"上火"了。

当肾阴充足，而命门之火逐渐衰微的时候，就称之为"命门火衰"，命门火衰的人会出现四肢清冷、精神萎靡的情形，这一点在女性身上表现得尤为明显。命门火衰的人最怕冬天，有的人穿得很厚依然怕冷，晚上睡觉时盖着厚厚的被子，连袜子都不敢脱，但是一觉醒来仍然四肢冰冷。根据中医"寒者热之，热者寒之；实者泻之，虚者补之"的治病原则，对待命门火衰的患者，要采取热法、补法，按摩命门穴就有这样的效果。经常按摩命门穴可以强肾固本，滋补壮阳。

按摩命门穴不需要太专业的手法，只要有时间，可以在方便的时候按一按，就能起到良好的保健作用。艾灸命门穴的效果更好，但是操作起来不太方便，最好在别人的帮助下进行。艾灸是温热的，适合治疗寒性疾病。

❷ 关元穴：关住元气的府库

功 效。 固本培元，养生凝神。

位 置。 关元穴属任脉，位于身体前正中线，脐中下 3 寸处。取穴时，可将四指并拢，放置于肚脐下，小指指关节所指处便是关元穴。

主 治。 关元穴就像一个大仓库，供"男子藏精，女子蓄血"，因此无论对于男人还是女人都是非常重要的，具有补肾壮

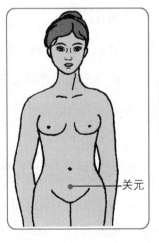

——关元

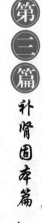

第三篇 补肾固本篇

阳、理气和血、壮元益气等作用。它位属下焦，为足三阴、任脉之交会穴，内有肾脏、小肠、膀胱、胞宫、前列腺等脏腑组织。因此，关元穴可统治足三阴、小肠、任脉上的诸病，临床上，此穴可用于治疗遗精、阳痿、早泄、性功能低下等男科疾病，还可解决月经不调、闭经、白带异常、子宫脱垂等妇科问题。

穴位配伍

关元穴配百会，有健脑宁神、回阳固脱、升阳举陷等功效，可治百病；配气海，可治下腹疼痛、大便不通、遗尿、月经不调、痛经等；配阴陵泉、带脉穴治赤白带下；配三阴交，可以用于治疗多种妇科疾病；配中极，治小便频数；配带脉、三阴交、血海，治月经不调、带下；配命门、肾俞、太溪、百会，治阳痿；配阴陵泉，治气癃溺黄，黄带阴痒；配太溪，治久泄不止，久痢赤白，下腹痛；配涌泉，有补肾气，行水气的作用，主治滑精，腰痛，气淋；关元配中极、阴交、石门、期门，有调达肝气的作用，主治胸胁痞满。

穴位剖析

关元二字是指任脉中的水湿之气停留在此处，无法继续上行，该处穴位所起的作用如同关卡一般。本穴物质为中极穴吸热上行的天部水湿之气，至本穴后，大部分水湿被冷降于地，只有小部分水湿之气吸热上行。

穴位按摩

点揉法：关元穴位于肚脐下，为方便按摩，可仰卧在床上，把枕头垫在身后。用中指指腹点揉关元穴，顺时针和逆时针交替点揉。

滋阴养血补肾三部曲

点揉的力度要有渗透力，使力量深达深层局部组织，但是速度不可以太快，力度也不能太大，要缓缓进行，逐步施加压力。每天早晚各一次，每次点揉 3~5 分钟，可用双手中指交替按摩。一般来说，女性的小腹都有较厚的脂肪，内部的子宫也有较强的抗外力结构。因而对关元等穴加以按压，不妨力量大一些，时间长一些，不用担心会对内脏器官造成伤害。

艾灸法：冬季寒冷，北方普遍为干冷，南方普遍为湿冷，可以用艾灸关元方法来保护肾气，祛除寒气。晚上洗澡之后温和灸 5 分钟，之后喝一小杯温开水，起罐之后按揉 2 分钟。

▽ 认准关元穴，守护精气神

关元穴所处的位置十分特殊，它正好处于人体的"黄金分割线"上，又具有独特的医疗作用，所以才会成为医家和道家共同的宠儿。武侠小说中所写那些东西，在很大程度上体现的也是道家的思想。关元穴的主要功能可以概括为补肾、固元、防寒，如果非要用一个词语来形容它，那么它就是精气神的"仓库"。由于关元穴为真元之根，因此有补肾固元的作用。元气有推动人体生长发育和生殖，激发和调节各个脏腑、经络等组织器官生理功能的作用，为人体生命活动的原动力。肾的元阳不足，不能温煦精液、温暖胞宫，导致冲任虚寒，失于温养，可致腹冷痛，夜梦遗精，阳痿阴冷，胞宫虚寒，月经不调。灸关元穴补肾固元防寒，可治疗男科、妇科等生殖系统方面的疾病及各种虚寒之证，同时灸关元穴也具有良好的延年保健作用。

女人普遍存在肾阳不足的情况，阳气的温煦不足，就很容易感到寒冷，因此在冬天很多女性饱受手脚冰冷的困扰。这种症状不仅

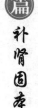

第二篇 补肾固本篇

出现在年轻女性身上，也在很多中老年人身上表现出来，其本质都是阳气不足。而艾灸关元穴，就可以直接解决这个问题。艾灸属阳，艾灸燃烧时产生的热量，借助灸火的温和热力的作用，通过经络的传导，起到补肾固元防寒的作用。

足三里：补肾的基础是养胃

功效 调养脾胃，促进代谢。

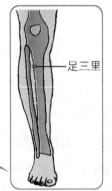

足三里

位置 足三里属于足阳明胃经，位于小腿前外侧，当犊鼻下3寸。在取穴的时候，可以先对照图片找到膝关节上的外膝眼，也就是髌骨下靠外的一个坑。从外膝眼开始，往下量四横指处，就是准确的足三里穴。

主治 足三里是胃经上的穴位，主要治疗与脾胃生化相关的疾病，如胃痛、呕吐、腹胀、消化不良、泄泻、虚劳羸瘦、便秘、痢疾、疳积、下肢痿痹、癫狂、中风、脚气、水肿、下肢不遂等。

穴位配伍

足三里穴配行间穴、阳陵泉，有理脾胃，治急性中毒性肝炎；配冲阳、仆参、飞扬、复溜，治足不能行；配曲池、丰隆、三阴交，有健脾化痰的作用，治头晕目眩；配脾俞、气海、肾俞，治脾虚型慢性腹泻；配上巨虚、三阴交，有镇痛作用；配天枢、三阴交、肾俞、行间，治月经过多、心悸。

女

滋阴养血补肾三部曲

三里，其实应该是"三理"，包括理上、理中、理下，调理的是人体内的气。具体来说，足三里只是一个穴位，但是在按摩的时候，用力的方向却有所不同。胃处在肚腹的上部，胃胀、胃脘疼痛的时候就要理上，按足三里的时候要同时往上方使劲；腹部正中出现不适，就需要理中，只用往内按就行了；小腹在肚腹的下部，小腹上的病痛，得在按住足三里的同时往下方使劲，这叫理下。

穴位按摩

点揉法：按摩足三里具有促进消化和代谢的作用，因此可以于饭后进行。取坐姿，四指弯曲，放在小腿外侧，大拇指放在足三里穴位上，作点按活动，一按一松，连做36次。两侧交换进行。这样的动作可以重复进行。本穴为机体强壮要穴，具有益气养血、健脾扑虚、扶正培元之功，主治头晕、心悸、气短、耳鸣、产后血晕、中风脱证等。点揉时的力度要均匀、柔和、渗透，不能与皮肤表面形成摩擦。

掐按法：以拇指或者中指放置于足三里穴上，每分钟掐按15~20次，以有酸胀、发热感为宜，每天早晚各做一次，只需坚持2~3个月，就可明显改善肠胃功能。

艾灸法：独自使用艾灸法时，宜用艾条温和灸。操作时将艾条的一端点燃，对准足三里，间隔2~3厘米，既要能感到温热，又要避免烫伤皮肤。一般艾灸15~20分钟，至皮肤稍现红晕为度，隔天艾灸一次。艾灸足三里具有温中散寒、化瘀消肿、促进气血运行的作用，同时还能调养脾胃，增强正气，提高人体的免疫机能，因此也有延年益寿的作用。

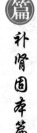

第三篇 补肾固本篇

▼ 补肾养肾，离不开对脾胃的保养

我们都知道，补肾的一个十分重要的方法是食补，也就是通过饮食来改善身体状态。可以说不打针、不吃药，只通过食补就达到补肾的效果是最理想的补肾方法。通过食补，我们不仅可以改善体质，预防疾病，还能满足口腹之欲，提高生活的幸福感。

中医讲肾为先天之本，而脾胃是后天之本，肾的精气的形成，离不开脾胃对水谷精微的生化，所以要想肾气充足，就必须以脾胃调和为前提。足三里就具有调和脾胃的作用，适当刺激便可以补益气血。

人体有几处穴位是"长寿穴"，也就是能够延年益寿的穴位，除了涌泉穴外，足三里是人体上的又一长寿穴位，是胃经气血流经此处形成的较大气血场，具有调理脾胃、补中正气、通经活络、疏风化湿、扶正祛邪之功用。脾胃是人体中负责生化气血的器官，因此胃经是气血最丰富的经络，而足三里是胃经上的要穴，刺激足三里，可激发全身气血的运行，调节胃液分泌，增强消化系统功能，提高人体免疫力，因此民间流传着"常灸足三里，胜吃老母鸡"的说法。正因为足三里穴表现出卓越的滋补功效，所以被广泛地应用于日常保健之中。

🐾 复溜穴：疏通肾阴的"水闸"

功效 补肾益阴，温阳利水。

位置 要找复溜穴，可以先找太溪穴。太溪穴在足内侧，内踝后方，当内踝尖与跟腱之间的凹陷处。复溜穴正位于太溪穴上2

女人滋阴养血补肾三部曲

寸，按压有酸胀感。

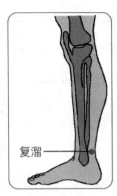
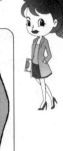

主治 复溜穴可滋阴、利水消肿，对静脉曲张、水肿、腹胀、自汗、盗汗、腹泻、尿失禁、指端麻木、腰痛等都有很好的治疗作用。

复溜

穴位配伍

复溜穴配合谷穴，治疗多汗症；配中极穴、阴谷穴治癃闭；配后溪穴、阴郄穴治盗汗不止。

穴位剖析

复溜穴为肾经经穴，经穴是全身腧穴中的重要组成部分。复，意为再次；溜，意为悄悄走掉。从字面意思来说，复溜穴就是让停滞不前的流水再次流动。当人体出现问题时，尿液、汗液和痰湿这些水液就会停滞不动，气血也会瘀滞，我们就得及时把它疏通。

穴位按摩

按摩复溜穴的方法为：用手掌包住脚腕，用大拇指轻轻地按摩复溜穴，至局部有温热感为宜。

如果总是记不住穴位的准确位置，又不愿意重复花费大量时间取穴，也可以采用一些小技巧，例如取穴之后用记号笔在皮肤上划一个黑点，做好标记，这样就能清楚地看见穴位的所在了。当然，这种方法只适合在不明显的地方使用，复溜穴就是这样一种不是很明显的地方。

另外，再教大家一个非常简便的方法，这个方法可以让我们按摩穴位的时候变得非常轻松。先找准复溜穴的位置，然后将米粒、绿豆等用胶布固定在六位上，贴的时候顺便压一压，刺激一下以免

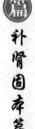

第三篇 补肾固本篇

251

不平整弄得穴位周围的肌肉不舒服。平时没事时，就可以经常按压此处。绿豆或米粒因为有胶带固定，不易移动，按压丫去，就会对穴位形成刺激，这比每次都找穴位方便多了。

▼ 复溜穴专司水液代谢

中医认为，肾不仅是储藏肾精的地方，还主管人体的水液运行和代谢，肾功能失常会造成人体水液代谢失常，导致疼痛、静脉曲张、盗汗等情况。肾虚会造成肾功能失常，"虚则补其母"，意思是肾虚就要从肾经的母穴着手，复溜穴正是肾经的母穴，所以这个穴位具有滋补的作用，可以滋阴补肾，专门治疗因水液代谢失常而导致的各种疾病。如果你的身体来个部位出现了肿胀，说明是那里堵住了，这时别忘了找到复溜穴，把关闭的阀门打开，水流自然畅通无阻。

治疗肿痛：中医说"不通则痛"，当人体内气血或水液物质在某个部位瘀滞不前时，就会对该处的器官和神经组织造成压迫，从而形成肿痛。人体凡是有水肿的地方都可以尝试着从复溜穴治疗。比如，膝盖肿就跟该穴有关。肿的意思就是有水液在那里停滞不流，而恰当的刺激就能让它重新流动起来。

治疗腹泻、腹痛：中医说"水液别走大肠"，这句话并不是让水液不要走大肠，而是说膀胱受堵，水液不走膀胱，而是走大肠经的结果，走错地方就造成了腹泻。

缓解静脉曲张并发水肿：静脉曲张是血液瘀滞的结果，由于静脉出现反流，患者常常出现严重的水肿，因此及时刺激复溜穴，效果会很明显。但是如果静脉曲张已形成大疙瘩，揉几天复溜穴的效果就不那么明显了。所以越早发现疾病，越早按摩，效果就会越好

治疗自汗、盗汗：自汗指白天个因劳动、穿厚衣或发热而经常自动

出汗的一种症状。盗汗是睡觉的时候在不知不觉中出汗，睡醒之后便停止。汗多确实令人难堪，但中医自有办法轻松止汗。平时可将拇指指尖立起，用力点按合谷穴2~3分钟，以穴位局部出现明显的酸痛感为度，再用拇指指腹顺时针轻揉复溜穴3~5分钟，穴位局部出现轻微的酸胀感。注意合谷穴要重按，复溜穴要轻揉。

治疗大便无力、小便失禁：中医认为，肾司二便，大便无力、小便无力都跟肾有关。有好多人，尤其是老年人，半天解不出大便来，这是因为肾气不足，气血个往下走造成的。气血循行周身，只有到脚上肾经去才证明你的气血循环通畅。如果气血不循环，半路上又回来，所以小便就没有劲了。癃闭也是这个问题，一是排不出去，二是尿失禁，都是肾气不足的表现，解决问题的根本方法就是补充肾气，可以通过刺激复溜穴促进水液的流通，缓解症状。

肾俞穴：强身补肾的大穴

功效 强壮肾气、增强肾功能。

位置 肾俞穴属足太阳膀胱经。在腰背部，第二腰椎下旁开1.5寸。

主治 肾俞穴能够调补肾气，主治肾气虚弱所导致的一系列病证，如遗尿、遗精、阳痿、月经不调、白带、水肿、耳鸣、耳聋、腰痛等；现代常用于治疗泌尿生殖系统疾病，如遗精、遗尿、肾炎、肾绞痛、尿路感染、阳痿、早泄、精液缺乏等；也可用于治疗外科系统疾病，

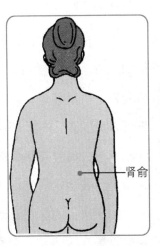

肾俞

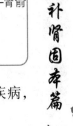

第三篇 补肾固本篇

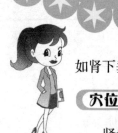

如肾下垂、膀胱肌麻痹及痉挛、胃出血、肠出血、痔疮、肝大等。

穴位配伍

肾俞穴配太溪穴、三阴交穴治月经不调；配殷门、委中，有行气通经络的作用，主治腰膝酸痛；配翳风穴、耳门穴治耳鸣、耳聋；配京门，为俞募配穴法，有温补肾阳的作用，主治遗精，阳痿，月经不调；配听宫、翳风，有益肾气聪耳的作用，主治耳鸣，耳聋；配关元、三阴交，有壮元阳、助运化、利水湿的作用，主治肾炎、小便不利、水肿。

穴位剖析

肾俞穴是肾在背部的腧穴，肾脏的寒湿水气到了此处，向外输出至膀胱经。据实验观察针刺对正常人水负荷后肾脏泌尿功能的影响，发现在大多数情况下，针刺该穴或京门穴时可抑制肾脏的泌尿功能。

穴位按摩

擦揉法：肾俞穴是肾在背部的腧穴，利用擦揉法，可以促进肾阳的生成。首先要双手互相摩擦，直到掌心发热，然后将两手放到肾俞穴上。紧接着，用手掌心在肾俞穴上做擦揉的动作，擦揉的幅度可以大一点，一上一下地擦动，这个动作可以让你的腰部的肾俞穴位发热，而且是从里面往外发热，如此反复3~5分钟。也可以直接用手指按揉肾俞穴，至出现酸胀感，且腰部微微发热。

按压法：此法相对于上面介绍的擦揉法更为简单、方便，但是保健效果有所不及。大家可以坐在凳子上，双手掐腰，将两只大拇指分别按在腰背两侧的肾俞穴，用拇指指端着力进行按压，边按边

滋阴养血补肾三部曲

揉，以腰部出现酸胀感为度。这种方法有助于调养肾经，防治经带不调。

注意，肾俞穴是不能用重力敲击的，特别是肾病患者，如果敲击会加重病情！

▼ 按摩肾俞改善体质

肾俞是人体肾气输入的地方，对肾俞穴进行刺激，有助于提高免疫力，改善体质，经常按摩还可延缓衰老，因此这处穴位特别适合老年人按摩。有的老年人辛勤劳动了一辈子，几乎每天都在加班加点地工作，完全没有闲暇顾及身体健康，等到年纪大了，忙不动了，才能终于闲下来。可是身体的健康状况一天不如一天，原来健康早已在年轻的时候就已经被损耗了。这个时候按摩按摩肾俞穴，对于改善体质非常有用，有兴趣的朋友不妨试一试。

为什么肾俞穴具有这样神奇的功能呢？这就要从中医的一些理论基础说起了，理论知识也许显得枯燥了点儿，但是对于理解疾病的诊疗和养生保健的远离来说却是必不可少的，所以大家平时不仅要关注一些具体的养生的小技巧，还要读一读概念性的中医理论。尽管读起来可能艰难晦涩，但是能够给我们带来的收获是无法估量的。

对于中医来说，治病的基础是证候，也就是疾病表现出来的疼痛、酸涩、出汗、面色发白等等一些症状，通过"望、闻、问、切"这四种方法，尽量全面地搜集患者表现出来的症状，这一点是非常重要的，是中医诊病的关键一步。而证候的性质又可以分为虚实，虚证要用补法，实证要用泻法。药物治疗靠的是补药和泻药，而针灸治疗则主要依靠在穴位上进行艾灸和行针。每一个脏腑都有一个

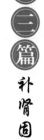

第三篇

补肾固本篇

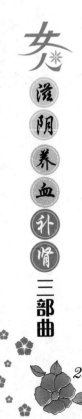

专门的补虚的穴位，同时还有一个专门的泻实的穴位，补虚穴称为"俞穴"，泻实穴称为"募穴"。而我们在这里介绍的肾俞穴，就是属于补虚的俞穴。

我们用手摸一摸腹部和背部，会发现腹部是一个由骨架构建起来的腹腔，里面集中了五脏和六腑，而背部基本是充实的，不包含任何脏腑。肾俞穴是背俞穴之一，背俞穴则是五脏六腑的精气输注体表的部位，是调节脏腑功能、振奋人体正气的重要穴位。肾俞穴所处的位置与肾脏所处的位置也是相对应的，是肾气输出体表的出入口。因此，肾俞穴对于肾脏的功能具有非常重要的保健作用。

第三章
汉方＋药膳，饮食调理补好肾

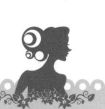

锁阳：锁住阳气不惧肾虚

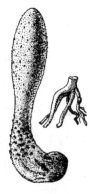

锁阳一般生长在干燥多沙地区，例如我国的西北地区及内蒙古地区的沙漠地带。中药取名是很有讲究的，从"锁阳"这个词语中，我们已经能够知道它有什么样的药效了。没错！锁阳，意思就是锁住阳气，如果你有肾阳亏虚的表现，那么不妨试试锁阳。

锁阳也可以用来泡酒，与鹿茸、人参等大补元气的中药同用，效果十分突出。泡酒时，宜选择度数较高的纯粮酿造酒，为50～60度最好。

【性味归经】性温，味甘归脾、肾、大肠经。

【功效主治】大补阳气，益精血。主治肾虚阳痿，遗精早泄，下肢痿软，大便燥结。

【用量用法】煎服，10～15克。

【临床配伍】锁阳配龙骨、牡蛎、芡实、桑螵蛸、熟地、山萸肉、山药、柏子仁，有涩精补肾、温脬缩泉的功效，治心肾两虚、肾气不固、妇女白带；配鹿角霜、熟地、水蛭、甲珠、骨碎补、香

附，治经脉阻滞、肾气虚损、骨骼气血濡养不足；配白蒺藜、川芎、白芷、乌梅、枸杞子、桑葚、白芍、蛇床子、淫羊藿，有温补肺肾、祛风散寒之用，主治肺肾虚寒。

【现代药理学】主要含有有机酸、黄酮类、甾体类、三萜类、鞣质类、氨基酸类及棕榈酸和油酸挥发性成分等，具有抗应激、清除自由基、抑制血小板聚集、类糖皮质激素样作用，对人体免疫功能、性功能、肠功能、肾上腺皮质分泌功能都具有良好的增强和促进作用；此外，还有抗胃溃疡、抗癌活性。

近年来，研究人员还发现，锁阳还可以用来治疗前列腺肥大和增生、白血病、糖尿病等。锁阳能够促进人体细胞再生和新陈代谢，增强免疫调节能力，具有明显的防癌、抗病毒和延缓衰老作用。静脉点滴锁阳醇提取物，可使幼年大鼠血浆睾酮含量显著提高，提示锁阳有促进动物性成熟作用。

【禁忌】锁阳性温，壮阳效果明显，凡属实热内炽、阴虚火旺等证，皆不宜过量服用；实热便秘者忌单味药服用；锁阳还有润肠通便的作用，因此腹泻者也不宜过量服用；婴幼儿不宜服用锁阳；孕妇也不宜服用，以免对胎儿造成影响；不宜与阿司匹林、水杨酸钠等同用，这些药物合用后能诱发或加重消化道溃疡；不宜与肾上腺皮质激素药合用，会加重激素的不良反应，如高血压、水肿等；高血压患者不宜大量长期服用。

女

滋阴养血补肾三部曲

名医食谱

锁阳粥

原料 大米80克，锁阳、枸杞各10克。

制作 ❶ 锁阳用清水浸泡 2 个小时；期间淘净大米，并浸泡 30 分钟；

❷ 取小汤锅，加适量清水，放入锁阳，用小火炖 30 分钟待用；

❸ 期间另取一锅，加适量清水，放入大米，大火煮开后转小火煮 10 分钟；

❹ 加入锁阳汤汁，加入枸杞；

❺ 煮 10 分钟即可。

功效 补肾润肠，降低血压。

锁阳巴戟羊肾汤

原料 羊肾 1 对，锁阳 1 克，巴戟、淫羊藿各 15 克，生姜 6 克，盐、黄酒各适量。

制作 ❶ 将羊肾剖开洗净，挑去筋膜和臊腺；

❷ 锁阳、巴戟天、淫羊藿、生姜洗净，与羊肾一同放入砂锅；

❸ 加适量清水和黄酒，用大火煮沸，转小火炖 1 小时；

❹ 出锅前加盐调味。

功效 大补肾气，强精益髓。

淫羊藿：补助肾阳的媚药

传说古代有一位老人为了躲避战乱，在山中隐居，不问世事，他精通医术，可是山里并没有人来向他求医问药，于是他便以放羊为生。有一天，他发现有几只羊吃了一种奇怪的草，结果和母羊多次交配，就像着了魔一样。老人把那株怪草采回来仔细研究，最终

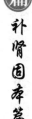

第三篇 补肾固本篇

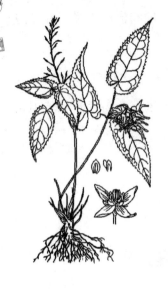

认定这是一种新的草药，它具有补肾壮阳、提高性欲的作用，于是给它取名叫"淫羊藿"。

淫羊藿为小檗科植物淫羊藿属植物的地上干燥部分，又名仙灵脾、羊藿、羊角风等。夏、秋季茎叶茂盛时采割，除去杂质，晒干或阴干。对于淫羊藿的记载，最早出现在《神农本草经》中，此后历朝历代的多部医书中皆对淫羊藿进行了记载和分析。

【性味归经】味辛、甘，性温。归肝、肾经。

【功效主治】淫羊藿性温不寒，能补肾阳、强筋骨、祛风湿，以及补肾中精气不足，命门火衰者宜服之。临床常用于阳痿绝伤、筋骨痿软、风湿痹痛、便赤口干，以及更年期高血压等。

【用量用法】煎服，3~9克。

【临床配伍】淫羊藿配熟地、枸杞子、巴戟天，用于肾阳虚的阳痿，不孕及尿频等证；配杜仲、巴戟天、桑寄生，用于肝肾不足的筋骨痹痛，风湿拘挛麻木等证。

【现代药理学】药理研究表明，淫羊藿的主要成分为淫羊藿苷，其他还有黄酮类化合物、木脂素、生物碱、挥发油、维生素 E 及微量元素锰等。食疗作用有雄激素样作用；能提高机体免疫功能；能扩张周血管，改善微循环，增加血流量，增加冠脉流量；有镇咳、祛痰、抗缺氧、镇静、抗惊厥作用；对脊髓灰质炎病毒及多种肠道病毒有抑制作用。

女人滋阴养血补肾三部曲

【禁忌】阴虚火旺者禁服。

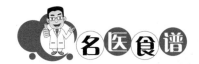

双凤壮阳粥

原料 麻雀 1 只，鸡肉 50 克，巴戟天、补骨脂、淫羊藿各 12 克，粳米 100 克，姜、盐各适量。

制作 ❶ 麻雀去毛，去内脏，清洗干净；

❷ 诸药用布袋包好，在砂锅中加水煎 30 分钟；

❸ 滤去药渣，加入麻雀、鸡、姜、盐和粳米，同煮成粥。

功效 补精添髓，补肾助阳。

羊藿锁阳汤

原料 猪腰子、猪瘦肉各 200 克，淫羊藿、锁阳、桂圆、干枣各 40 克，姜、盐适量。

制作 ❶ 猪腰切开边，挑去白筋，浸于水中洗净，去除干净异味；猪肉用水洗净。

❷ 淫羊藿、锁阳、杞子、桂圆用水洗净；生姜和红枣用水洗净，姜切片，红枣去核；

❸ 用适量水，猛火煲至水滚；

❹ 放入以上所有材料，候水再滚起；

❺ 用中火，煲 3 小时，加盐即可饮用。

功效 补益强身，延缓衰老。

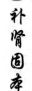

第三篇

补肾固本篇

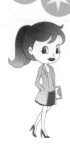

莲子：健脑益神养心神

莲子，即莲的果实。宋朝的周敦颐曾经写过一篇文章，称赞莲的美德，说它"出淤泥而不染，濯清涟而不妖"。莲子继承了莲的这一特征，虽然身处荷塘淤泥之中，但却保持着清新的品质。莲子在我国的种植历史十分悠久，现在已经在我国大部分地区都有分布，其中洞庭湖出产的莲子最有名气。

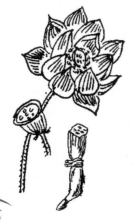

莲子具有多种保健作用，可鲜食，可当干果食用，也可做成菜肴，深受大众的喜爱。莲子心是成熟莲子的绿色胚芽，民间常用以泡茶饮，有清心火，止遗精的作用，对心肾不交、阴虚火旺的失眠患者，食之最宜。从临床应用上看，莲子心适用于轻度失眠人群，如不见效，可适当使用安定控制，但长期服用安定对身体有较大伤害。

【性味归经】 莲子味甘、涩，性平，归脾、肾、心经。莲子心味苦，性寒，归心、肾经。

【功效主治】 莲子具有补肾固涩、补养脾胃、养心安神、强健筋骨的作用，可以用于治疗脾虚泄泻、心悸不安、失眠多梦、食欲不振等症，经常食用莲子，能够强健身体、延缓衰老。莲子心具有清心安神、交通心肾、涩精止血的作用，主要用于热入心包、神昏谵语、心肾不交、失眠遗精、血热吐血等。

【用量用法】 莲子：6～15克，生食或煮食。莲子心：2～5克，煎服。

【临床配伍】 莲子配玄参、麦冬、竹叶卷心，可以清心除热，主治因温病所致的高热，烦躁不安，神昏谵语等症；莲子配生地、茅根、犀角，有止血之效，主治因血热所致的出血，如鼻衄、吐血及妇女崩漏等；莲子心配玄参、丹皮、枣仁、丹参，主治心阴不足，口舌生疮；莲子心配人参、茯苓、玄参、熟地、生地、山药、芡实，主治心肾不交，夜不能寐。

【现代药理学】莲子富含多种营养物质，例如蛋白质、脂肪、钙、磷、铁等，这些都是人体必需的。每100克莲子中所含的磷高达285毫克，磷是构成牙齿和骨骼的重要组成部分，也是组成细胞核蛋白的必要物质，可以帮助机体进行蛋白质、脂肪、糖类的代谢和维持酸碱平衡。莲子中的钾和铁的含量同样非常丰富。莲子心味苦，含莲心碱、异莲心碱、甲基莲心碱、荷叶碱等物质，具有降压作用。

【禁忌】莲子心是寒性的，不适合长期服用，会对偏寒性体质的人产生不好的影响，不利于健康。

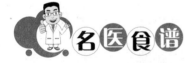

名医食谱

莲子薏米饭

原料 莲子、薏米各15克，核桃仁、桂圆肉各20克，糖青梅10克，大枣8枚，糯米150克，白糖、猪油各适量。

制作 ① 将薏米、莲子用温水泡发，放锅内煮熟；

② 大枣洗净，用水泡发；核桃仁炒熟；糯米淘净，放盆中加水蒸熟；

③ 在一个大碗内涂上熟猪油，碗底摆好糖青梅、桂圆肉、大

第三篇 补肾固本篇

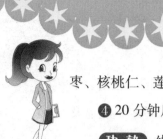

枣、核桃仁、莲子、薏米，最后放上糯米饭，上蒸锅蒸；

❹ 20分钟后，用白糖加水熬汁，浇在饭上即可。

功效 健脾养胃，滋阴益肾。

莲子枣仁汤

原料 莲子15克，酸枣仁、百合各10克，大枣5枚，冰糖适量。

制作 ❶ 酸枣仁用纱布包好，与莲子、百合、大枣同煎煮；

❷ 待莲子、百合熟烂时关火；

❸ 加冰糖调味。

功效 补益肝肾，滋阴安神。

柏子仁：养心安神润肾

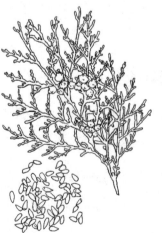

柏子仁是柏科植物侧柏的干燥成熟种仁，是我国的特产。柏子仁具有一定的药用效果，《本草纲目》称其可以"养心气，润肾燥"。

常见的柏子仁个头并不大，外形呈长椭圆形，长3～7毫米，直径1.5～3毫米，也有一些呈现为长卵圆形，如果不考虑颜色的话，看起来和圆圆的花椒倒是有点相似。柏子仁起初并不是黄棕色的，新鲜的柏子仁呈淡黄色或黄白色，放置的时间一久，颜色就会慢慢变深，

女人滋阴养血补肾三部曲

并且显出油性。外包膜质内种皮，先端略光，圆三棱形，有深褐色的点，基部钝圆，颜色较浅。断面乳白色至黄白色，胚乳较发达，子叶2枚或更多，富油性。气微香，味淡而有油腻感。以粒饱满、黄白色、油性大而不泛油、无皮壳杂质者为佳。

【性味归经】味甘，性平。归心、肾、大肠经。

【功效主治】柏子仁具有养心安神，润肠通便的作用。临床上主要用于心阴不足、心血亏虚、心神失养引起的失眠多梦、惊悸怔忡以及体虚多汗等，还可用于阴血虚少、肠燥便秘等，治疗肝阳火旺、过度兴奋引起的严重失眠。

【用量用法】煎汤，内服，10～15克；或入丸、散。研末外用适量。

【临床配伍】配麦门冬、熟地黄、石菖蒲等，治疗心肾不交之心悸不宁、心烦少睡，梦遗健忘者；柏子仁配何首乌、肉苁蓉、牛膝，有补益气血、补元脏、悦颜色之功效；配川芎、当归、赤芍、生地、柴胡，主治产后肝虚血燥、阴火上炎发热；配麻黄根、半夏曲、党参、白术、牡蛎、麦麸、五味子、大枣，有滋阴补血之效；配松子仁、胡桃肉，熬成膏状，可润肺止咳；配松子仁、瓜蒌仁、生地、归身、枳壳，主治受孕后脾阴不足以养胎，致脾阳亢盛、腑气化燥、大便秘塞、胎不安者。

【现代药理学】柏子仁中含有柏木醇、谷甾醇和双萜类成分，例如红松内酯，又含大约14%的脂肪油，并含少量挥发油皂苷。

【禁忌】柏子仁具有一定的副作用，不可以长期食用；平素大便稀溏者、患病发热者忌食；肠滑作泻者勿服，膈间多痰者勿服；脾胃虚弱，恶心呕吐者勿食。

第三篇

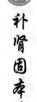

补肾固本篇

名医食谱

柏子仁茶

原料 柏子仁 500 克。

制作 ❶ 上等柏子仁，除去残留的外壳和种皮后研碎，放于瓷器内贮存；

❷ 每日早晚取 15～20 克，冲入沸水泡 15 分钟，当茶饮用；

❸ 心悸、失眠症患者可炒食；肠燥便秘者宜生食。

功效 安神益智，养心润肠。

柏子仁猪心汤

原料 猪心 1 个，柏子仁 10 克，大枣 5 枚，山药 30 克，绍酒、姜、葱、盐适量，鸡汤 1500 毫升。

制作 ❶ 把柏子仁洗净，大枣去核，山药切片，姜拍松，葱切花；

❷ 猪心洗净，用沸水焯一下，捞起切片；

❸ 把猪心片装入碗内，加入绍酒、姜、葱、盐，腌 30 分钟；

❹ 把鸡汤放入锅内，置武火上烧沸，放入柏子仁、大枣、山药，用文火煎煮 25 分钟；

❺ 放入猪心片，煮 20 分钟即成。

功效 滋补气血，养心安神。

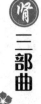

滋阴养血补肾三部曲

韭菜：蔬菜中的壮阳药

韭菜，是一种百合科草本植物，在民间有一个响亮的名号，叫作"壮阳草"。韭菜的种子和叶等部位可以入药，因为它的药性，又被称作草钟乳、起阳草、长生草等。

韭菜在我国有着漫长的栽培历史，据考证，韭菜入药的历史可以追溯到春秋战国时期。韭菜颜色翠绿、味浓色艳，制作成菜肴之后，具有独特的美味。韭黄是韭菜的软化栽培品种，因不见阳光而呈黄白色又名韭黄、韭白，但营养价值不及韭菜。

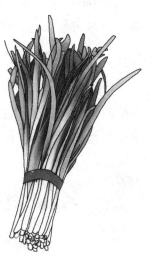

【性味归经】味辛，微甘，性温。入心、肝、胃经。

【功效主治】韭菜具有杰出的补肾效果，同时还能通行气血、散瘀行滞、止汗固涩。主治阳痿、早泄、遗精、多尿、腹中冷痛、胃中虚热、泄泻、白浊、经闭、白带、腰膝痛和产后出血等病症。

【用量用法】100～200克，以炒食为主。

【临床配伍】韭菜配绿豆芽，可以补充大量维生素，同时有下气，通便的作用；配蘑菇，治便秘、体虚；配豆腐、鸡蛋，有益气养颜，健胃提神的功效；配鲫鱼，治腹泻不止；配米虾，有补肾、壮阳、固精的功效；配猪肝，有杀菌、助消化、促进营养素吸收的作用。

【现代药理学】韭菜中的粗纤维含量较高，食用之后不易消化，因此可以改善便秘情况。韭菜虽然是蔬菜，但是蛋白质含量及碳水

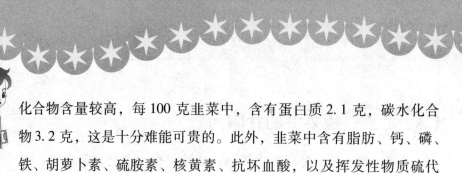

化合物含量较高，每100克韭菜中，含有蛋白质2.1克，碳水化合物3.2克，这是十分难能可贵的。此外，韭菜中含有脂肪、钙、磷、铁、胡萝卜素、硫胺素、核黄素、抗坏血酸，以及挥发性物质硫代丙烯、、杀菌物质甲基蒜素类等。

【禁忌】韭菜属于热性食物，因此阴虚火旺者不宜多食；韭菜不可与牛肉同食，因为两者都属于热性食物，吃了容易上火；韭菜不可以与蜂蜜同食，否则会出现心痛；韭菜不能和菠菜同食，否则容易腹泻；韭菜不能和白酒同吃，两者都是温热性食物，会加重消化系统的负担，加重其他疾病的病情；韭菜不能和牛奶一起食用，韭菜中的草酸会影响人体对牛奶中钙质的吸收。

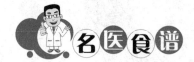

名医食谱

韭菜炒鸡蛋

原料 鸡蛋4个，韭菜300克，盐适量。

制作 ① 首先将洗好的韭菜切段；

② 准备好一个碗，将鸡蛋打入碗中，加一勺盐，搅打均匀；

③ 锅中倒入油，将蛋液倒入锅中，炒至蛋花状，即可捞出；

④ 接着倒入韭菜，翻炒片刻，再加入炒好的鸡蛋，均匀翻炒后，加小半勺盐调味，翻炒至香味溢出，即可食用。

功效 健脑益智，健脾开胃。

韭菜香干炒肉丝

原料 韭菜100克，里脊肉250克，香干50克，食用油、盐、葱、姜、酱油、白糖、料酒、鸡精、淀粉各适量。

滋阴养血补肾三部曲

制 作 ① 韭菜摘洗净切段；里脊肉切丝，加入生抽、白糖、料酒、淀粉抓拌均匀，腌制片刻；香干切条；

② 炒锅倒油，爆香葱、姜，倒入肉丝翻炒至变色盛出；

③ 倒入香干翻炒，加入酱油翻炒片刻，加入白糖、盐和适量水翻炒片刻；

④ 加入韭菜翻炒，再倒入肉丝继续翻炒；

⑤ 加少许鸡精，翻炒均匀关火。

功 效 补肾益胃，增加食欲。

小米：健胃补肾的守护神

小米有一股清香的味道，口感也很好，并且营养丰富，自古以来为人们所喜爱。古代中国人民栽培并食用小米的历史非常悠久，在周朝就已经被列为"五谷"之一了。中国人对小米一直有着格外深厚的感情，它陪伴着我们的先辈在历史长河中一路徜徉，在战争时期，革命先辈们也正是凭借着"小米加步枪"打败了敌人。在那些艰苦岁月里，有许多伤病员面临着死亡的威胁，最后通过食用小米粥逐渐康复。现在小米已从人们的日常主食中退出，但又作为杂粮，重新登上人们的餐桌，成为人们饮食健康的守护神。因此，在我国的膳食生活中，人们一直视小米为重要食物。

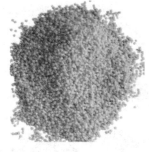

小米中不含有刺激性强的物质，其中的纤维质比较温和，容易被消化，不会对肠道壁造成伤害，因此非常适合肠胃不好的人食用。

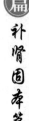
第三篇 补肾固本篇

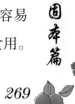

269

【性味归经】味甘、微寒、无毒，归脾、胃、肾经。

【功效主治】可健胃除湿、和胃安眠、滋养肾气、清虚热、补虚损。主治胃虚失眠、妇女黄白带、胃热、反胃作呕、糖尿病、产后口渴等症。

【用量用法】用量、用法不限。

【临床配伍】小米虽然营养十分丰富，但是种类并不齐全，它的氨基酸中就缺乏对人体十分重要的赖氨酸，而大豆的氨基酸中富含赖氨酸，可以补充小米的不足，因此小米宜与大豆或肉类食物混合食用。

【现代药理学】小米中的营养物质上非常丰富，不仅有丰富的蛋白质、脂肪、碳水化合物，这三者是能够为人体提供能量的营养素，还含有烟酸、维生素 B_1、维生素 E 及钙、磷、铁、铜、锌、铬、硒等多种微量元素，这些元素对人体具有重要的生理作用。

【禁忌】小米的表面也含有一定的营养，因此在淘洗时不要反复用力搓洗；小米的营养价值不比大米高，况且它的氨基酸组成并不完美，所以不能完全以小米为主食，尤其是产妇；小米性凉，虚寒与气滞体质不宜多吃。

 名医食谱

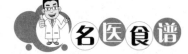 小米桂圆粥

原料 小米 60 克，枸杞 10 克，桂圆 30 克，冰糖适量。

制作 ❶ 锅中倒入半锅清水，下入小米，大火烧开，转小火，煮 20 分钟；

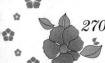

270

② 再加入桂圆，煮五分钟；

③ 随后加入枸杞、冰糖，拌匀，煮一分钟即可。

功 效 滋养肾气，泻火解毒。

鲍参小米粥

原 料 鲍鱼片 30 克，海参 1 只，小米 50 克，香菇、小青菜各 20 克，油、盐、白胡椒、玉米油各适量。

制 作 ① 小米洗净泡半个小时；鲍鱼片洗净；海参提前泡发，用刀切成条状；香菇泡发洗净；

② 锅里烧开水，滴几滴玉米油，将小米放入；

③ 加入海参、鲍鱼片和香菇，轻轻搅匀，盖上盖子，小火慢炖；

④ 小青菜洗净切碎，待粥熬至黏糊状态后放入，稍煮片刻；

⑤ 加入白胡椒粉和盐，搅匀即可。

功 效 补益气血，延缓机体衰老。

开心果：开开心心补肾

开心果是一种外来食品，原称"阿月浑子"，这是开心果在波斯语中的译音。开心果的外形和白果很像，内果皮干皱，从裂隙中露出浅绿色的果仁，样于新鲜而特别，因此也有人叫它"绿广果"。古代波斯人把开心果视为具有神奇力量的食品，不仅普通人把它当作必需品，就是军队在长途远征之前，也要准备好足够的开心果才能够放心出发。

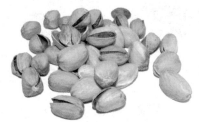

随着国际交流的不断扩大，开心果也从它的原产地逐渐传至南亚、罗马、阿富汗等国家和地区。大约在十八世纪传入英国，十九世纪后半叶传入美国，并在美国快速推广开来现在已经在国际市场上占据了很大的份额。

【性味归经】性温，味辛、涩，无毒。入肝、胃经。

【功效主治】食用开心果有补肾壮阳的效果，中医用其治疗多种滞下症，体虚瘦弱者最宜食用。开心果可治虚损、调中气，是治疗神经衰弱、浮肿、贫血、营养不良的佳品。还可以用于医治内外伤出血、皮肤瘙痒、妇科病等。

【用量用法】每次50克左右，可煎炸、烹煮。

【临床配伍】无。

【现代药理学】开心果不仅味道很好，还是一种营养价值极高的坚果类食品。其中含有丰富的油脂，因此食用之后有润肠通便的作用，此外还有蛋白质、糖类、碳水化合物、胡萝卜素、烟酸，以及钙、磷、铁等矿物质。

【禁忌】开心果中含有较多的油脂，因此高血脂患者、肥胖者不宜多食。

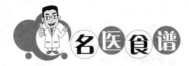
名医食谱

开心果鸡肉沙拉

原料 鸡胸肉100克，开心果仁20克，黄瓜、胡萝卜各30克，土豆15克，朗姆酒1/2勺，香草1/2勺，橄榄油、盐、黑胡椒粉、沙拉酱、薯片各适量。

制作 ❶ 鸡肉清理净，切成肉丁，放少许盐、黑胡椒粉、朗姆酒抓匀，再放入橄榄油拌匀，静置30分钟；

❷ 黄瓜、胡萝卜洗净切成丁；土豆去皮，切成正方形薄片，放少许盐、橄榄油拌匀；

❸ 煎锅烧热，放入少许橄榄油，待油温升高后转小火；

❹ 放入土豆片，煎至两面金黄，盛出；

❺ 锅中余油，放入胡萝卜丁、少许盐，翻炒至熟，盛出；再炒熟鸡肉；

❻ 土豆片交叠摆入盘中，用菜蔬点缀，取几粒开心果仁掰成两半，摆在盘子一侧；

❼ 将鸡丁与胡萝卜丁、黄瓜丁、开心果仁混放入大碗中，放盐、黑胡椒粉、香草、橄榄油拌匀，再挤入沙拉酱，拌匀；

❽ 用一片薯片放入盘中，用筷子夹适量沙拉，平铺到薯片上，堆成沙拉即可。

功效 健脾益胃，益智醒脑。

开心果米糊

原料 开心果50克，花生仁20克，大米80克，白糖适量。

制作 ❶ 剥出开心果的果仁，并将花生煮熟，剥出花生仁；

❷ 将开心果仁和花生仁倒入豆浆机，加入洗净的大米；

❸ 加适量清水，盖好盖子，连通电源，选择"米糊"功能；

❹ 待程序结束后，加适量白糖搅匀。

功效 健脾和胃、利肾去水。

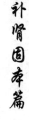

第三篇

补肾固本篇

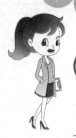

肉苁蓉：壮阳轻身补精气

肉苁蓉是一种高大的草本植物，生长在沙漠附近，专门寄生在一种名叫"梭梭"的植物的根部，以梭梭的养分为生，对土壤和水

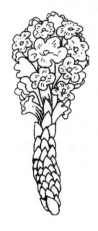

分要求不高。我国培育肉苁蓉的地点集中在内蒙古、宁夏、甘肃和新疆等地区，是一项较有前景的产业。肉苁蓉有极高的药用价值，素有"沙漠人参"之称，是我国传统的名贵中药材，也是历代补肾类处方中经常使用的补益药物之一。

肉苁蓉的药用历史十分悠久，《神农本草经》中就已经对它有过记载，并且将其列为上品。此后，历代医书中均有收录。《本经》说肉苁蓉能够治疗五脏真气的亏损，以及食伤、忧伤、饮伤、房室伤、饥伤、劳伤、经络营卫气伤等多种损伤精气的病症，并且能够补养后天之本——脾胃，也可以用于治疗妇科癥瘕。

【性味归经】味甘、咸，性温。入肾、大肠经。

【功效主治】肉苁蓉具有强有效的滋补肾阳的作用，能够迅速补充精血，是男性阳痿、早泄的特效药，也可用于女性的滋补养生。肉苁蓉还有润肠通便的效果。主治阳痿、早泄、遗精、不孕、遗尿、腰膝酸软、筋骨痿弱、血枯便秘，还具有保护缺血心肌、降血脂、降低外周血管阻力、降压、抗脂肪肝、抗动脉粥样硬化和抗血栓形成和抗肿瘤等多种作用。

【用量用法】煎服，6～9克。

【临床配伍】肉苁蓉配山茱萸、五味子，治消渴易饥；配麻仁、沉香，治津亏气滞、大便秘涩；配精羊肉、粳米，治虚劳早衰，煮粥常食，有补虚延年之功；配杜仲、菟丝子、锁阳，治肝肾不足，筋骨痿弱，腰膝冷痛；配巴戟天、熟地、五味子，治肾阳不足引起的女子宫寒不孕；配决明子、蜂蜜，治老年性、习惯性便秘；配熟地、五味子、菟丝子，治男子肾虚精亏，阳痿尿频；配火麻仁、柏子仁，用于肠燥便秘；配粳米，治老年性多尿症。

【现代药理学】肉苁蓉中含有多种抗衰老活性成分，如 D-甘露醇、肉苁蓉多糖等，能够提高人体免疫力，有效延缓衰老，还含雄性激素样活性成分如甜菜碱、洋丁香酚苷，以及含 β-谷甾醇、肉苁蓉苷、海胆苷和多种氨基酸等，对肾脏有极大的补益效果。

【禁忌】脾胃虚弱、便溏腹泻、内火旺盛者忌服；肉苁蓉忌铜铁器；肾阴虚内热和肾气亏损而导致遗精早泄都不宜服用。

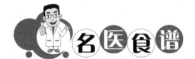

名医食谱

肉苁蓉炖牛肉

原料　牛肉 200 克，肉苁蓉、菟丝子各 15 克，生姜、盐各适量。

制作　① 将肉苁蓉与菟丝子洗净，加清水泡发；

② 牛肉洗净切块，同姜片一起放入锅中煮沸，捞去浮沫，倒入炖盅；

③ 将肉苁蓉与菟丝子一起倒入炖盅；

④ 在电炖锅中加水，将炖盅放入，低温挡，隔水炖煮一夜；

⑤ 第二天早上，发现牛肉软烂，即可盛出，加盐调味。

功效　补肾益精，促进代谢。

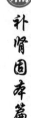

第三篇　补肾固本篇

肉苁蓉红枣乌鸡汤

原料 乌鸡1只，红枣8枚，黄芪、肉苁蓉各10克，姜、盐各适量。

制作 ❶ 乌鸡洗净，去除内脏，斩成块状；红枣洗净，去核切片；肉苁蓉和黄芪用清水冲净；

❷ 乌鸡放入沸水中焯水，捞出用冷水冲净；

❸ 把乌鸡和红枣、黄芪、肉苁蓉、姜片一同放入锅中；

❹ 加入足量水，炖3小时，直至乌鸡烂熟；

❺ 最后下少许盐调味即可。

功效 滋阴润燥，补血生精。

枸杞子：补肝益肾的保健品

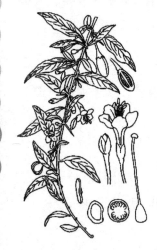

枸杞为茄科植物，主要分布在我国北方的宁夏、河北、甘肃、陕西及青海等地，其中药效最好、最出名的当属宁夏地区出产的枸杞，称为宁夏枸杞。枸杞子是枸杞的果实干燥以后的产物，可以用于泡茶、做菜，也可以直接食用，是我国卫生部批准的药食两用物。除了枸杞子有补肝益肾的作用以外，枸杞的其他部位也能入药，根皮干燥后入药，称地骨皮，有清热、凉血、降血压的功效；嫩茎叶名为枸杞芽，有消退虚热，补肝明目，生津止渴的功效。

目前市场上出售的枸杞龙蛇混杂，有其他产地生产的枸杞冒充宁夏枸杞的，也有用白矾浸泡的，怎样才能分辨呢？宁夏枸杞的胃部大多有小白点，大约在所有的宁夏枸杞中占有85%的比例，这是其他产地的枸杞所没有的。此外，宁夏枸杞放入水中基本不会下沉，即便下沉也只是少数，无论泡茶还是煲汤，都会浮在水面。而用白矾水浸泡的枸杞子，对着光一照，就可以发现药材表面有闪烁的亮点，用嘴一尝，会有白矾的酸涩味。

【性味归经】味甘，性平。归肝经、肾经、肺经。

【功效主治】枸杞子具有滋肾润肺、养肝明目、消渴引饮、补血安神、生津止渴、润肺止咳等功效。主治肝肾亏虚、头晕目眩、目视不清、腰膝酸软、阳痿遗精、虚劳咳嗽等症。

【用量用法】内服，煎汤，5～15克，或入丸、散、膏、酒剂。

【临床配伍】枸杞子配五味子，治注夏虚病；配菊花，治疗肝肾虚损导致的头晕目眩，目生云翳；配凡士林，外涂治疗疮痈疖；配白芷、吴茱萸，外涂治冻疮；配黄芪、人参、当归、白芍，治虚劳，下焦虚伤，微渴；配女贞子，用于肝肾精血不足之头昏目眩、视物不清、目生云翳或暴盲、须发早白、腰膝酸软等。

【现代药理学】现代研究指出，枸杞子中含有多种成分，其中包括枸杞多糖、甜菜碱、阿托品、天仙子胺；另含玉蜀黍黄素、酸浆红素、隐黄质、东莨菪素、胡萝卜素、核黄素、烟酸、维生素 C 等。枸杞多糖有调节免疫、延缓衰老多种功效，甜菜碱具有杀菌消炎作用，阿托品能缓解疼痛，天仙子胺则能使人镇静。由此可以看出，枸杞的功效也是由多种功效共同组成的。

【禁忌】枸杞子虽然能够补肾，但是它的性味偏寒，因此外邪实

热、脾虚有湿及泄泻者忌服；脾胃虚寒、有痰者勿食；枸杞子可长期服用，但每天不宜过量服用，否则会使人上火、流鼻血、眼睛红肿等；发烧、高血压患者不宜食用。

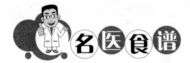

山药枸杞排骨汤

原料 排骨300克，山药100克，红枣10枚，枸杞15粒，桂圆肉、小麦各20克，盐、姜各适量。

制作 ① 山药去皮切段，用清水浸泡20分钟；

② 排骨洗净切块，放进沸水中焯10分钟，然后捞出，用清水冲洗干净；

③ 红枣、桂圆、枸杞、小麦用清水洗净，红枣撕开去核；

④ 把以上所有材料放入锅中，加入足量清水，大火煮开，转中小火煮1小时；

⑤ 加入枸杞子，继续煮30分钟，出锅前加盐。

功效 补肝益肾，降低血糖。

枸杞胡萝卜山楂茶

原料 枸杞10克，胡萝卜70克，山楂10个，冰糖20克。

制作 ① 胡萝卜洗净去皮，切小块；枸杞洗净；山楂洗净，去籽去蒂；

② 锅内加水烧热，放入冰糖、胡萝卜，煮至胡萝卜变软，冰糖融化；

③ 将山楂和枸杞放在豆浆机中，倒入煮好的胡萝卜冰糖水；

滋阴养血补肾二部曲

❹ 选择果蔬功能，几分钟后便可做好。

功 效 养肝护肾，促进消化。

菟丝子：滋补养颜润肌肤

菟丝子不燥不腻，药性平和，既能补肾阳，又能补肾阴，为平补阴阳之品。此外，菟丝子还能固精止泻，为滋补肾、肝、脾之良药。《本草纲目》中还说："菟丝子禀中和凝，正阳气，偏补人卫气，助人筋脉。"菟丝子有抗衰老的作用，经常服用能够益寿延年，也可治疗肾虚、男女不育不孕症。

除此之外，菟丝子还具有美容的效果。女人过了中年，便开始为黄褐斑而焦心，《神农本草经》中却早已记载了相关的治疗方法："（菟丝子）汁，去面奸。"也就是将菟丝子捣烂，用它的汁敷在黄褐斑上，就可消除斑纹。

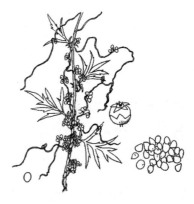

在煎药的时候，要用纱布包住菟丝子，因为菟丝子的质量较轻，不容易沉于水中，干燥后的成品又有可能产生许多碎屑，在煎药时会漂浮在水面上，致使有效物的煎出量相对减少，亦给过滤药汁带来困难，因此最好用纱布包住。除了菟丝子以外，葶苈子、地肤子、蛇床子、小茴香、鹤虱等，都具有类似的特性，煎药时也可以用纱布包住。

【性味归经】味甘，性温，无毒。归肝、肾、脾经。

【功效主治】菟丝子具有补肾益精、养肝明目、健脾固胎等功

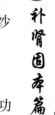

效。主治腰痛耳鸣、阳痿遗精、消渴、不育、遗尿失禁、淋浊带下、头目昏暗、食少泄泻、胎动不安。

【用量用法】内服：6～12克；外用适量。

【临床配伍】菟丝子配附子，可补肾壮阳，轻身益气；菟丝子配杜仲，治肾虚引起的腰痛；菟丝子配桑螵蛸、泽泻，治膏淋；菟丝子配麦门冬，治小便赤浊，心肾不足，精少血燥，口干烦热，头晕怔忡；菟丝子配白茯苓、石莲子，治心气不足，思虑太过，肾经虚损，真阳不固，溺有余沥，小便白浊，梦寐频泄；菟丝子配桑螵蛸、牡蛎、肉苁蓉、附子、五味子，治小便多或不禁；菟丝子配黄芪、人参、木香、补骨脂、小茴香，治脾元不足，饮食减少，大便不实；菟丝子配五味子、生干地黄，治阴虚阳盛，四肢发热。

【现代药理学】现代医学研究认为，菟丝子确有延缓衰老的作用，用菟丝子的水煎液浸泡桑叶30分钟，拭干后喂家蚕，能明显延长家蚕的幼年期和寿命。其浸剂、酊剂药理上可降低离体蛙心的心率及增强心脏收缩力。对麻醉犬有降低血压作用。有雌性激素样作用，使卵巢和子宫的重量显著增加。在免疫学研究方面，能增强机体免疫功能，增加T细胞的比值，可以提高机体的细胞免疫水平。

【禁忌】菟丝子虽然是平补之药，但是仍然偏重于补阳，因此阴虚火旺、大便秘结、小便短赤考不宜服。

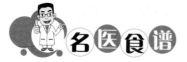

名医食谱

菟丝子茶

原料 菟丝子10克，红糖适量。

制作 ❶ 将菟丝子仔细清洗干净，然后放在容器中捣烂；

❷ 将捣烂的菟丝子倒入杯中，加红糖适量；

❸ 沸水冲泡，代茶饮。

功效 补肾益精，养肝明目。

菟丝蜜枣汤

原料 巴戟、菟丝子各 30 克，胡椒 20 粒，蜜枣 5 枚，红糖适量。

制作 ❶ 将巴戟、菟丝子、胡椒用清水冲洗干净；

❷ 蜜枣洗净，撕开，去核；

❸ 将巴戟、菟丝子和胡椒一同放入纱布做成的布袋中，防止熬出太多的药渣；

❹ 将药包和红枣一同放入砂锅中，加入足量清水，熬成药汁；

❺ 将药液再次过滤，盛入茶壶中，加红糖，作茶饮。

功效 温补肾阳，祛风除湿。

牡蛎：海洋中的美味圣鱼

牡蛎，俗称蚝，也作海蛎子，是一种生活在海洋中的贝类，在亚热带、热带沿海都可以生存。牡蛎的食疗作用很强，它是人类目前已知的食物中含锌量最为丰富的。欧洲人称牡蛎为"海洋的玛娜"（即上帝赐予的珍贵之物），古罗马人把它誉为"海上美味——圣鱼"，日本人则叫它

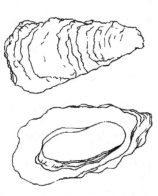

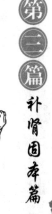

第三篇 补肾固本篇

"根之源""海洋之超米"。

【性味归经】性平，味咸、涩。归肝、肾经。

【功效主治】牡蛎入肝、肾经，食用之后对肝肾都有滋养作用，有养阴潜阳、平肝收涩的效果，适用于肝阴不足、肝阳上亢以及体虚滑脱等证。主治头晕目眩、惊厥、癫痫、四肢抽搐等病症，搭配龙骨入药，能改善遗精、崩漏、虚汗、泄泻、带下等病症。

【用量用法】50～100克，蒸或者熟后食用。

【临床配伍】牡蛎配白术、黄芪、山萸，有益气补脾、收敛止血的功效，治疗血崩、月经过多、心悸气短；配鳖甲，治疗阴虚火旺导致的头痛、眩晕、耳鸣、心烦、失眠以及腹部症块等；配龟板、白芍，治疗阴虚火旺导致的头晕、目眩、耳鸣、烦躁不安等症；配沙苑子、芡实，治疗肾虚精关不固导致的腰酸背痛、耳鸣等；配天花粉，治疗痰火郁结之颈部肿块、瘿瘤、瘰疬等症。

【现代药理学】牡蛎中含有多种营养成分，就连它的壳煅烧成灰之后，都可以入药。牡蛎中含有多种人体必需的氨基酸，以及多种维生素、蛋白质和钙、磷、铁、锌等矿物质成分，经常食用可以提高机体免疫力，促进新陈代谢，细胞更新。牡蛎中所含有的牛磺酸可以有效降血脂、降血压。每百克蚝肉锌含量高达100毫克，也就是说每天只吃2～3个牡蛎就可以提供人体全天所需的锌。

【禁忌】忌与麻黄、茱萸、辛夷同食；虚寒体质者不宜食用；肾虚且体内有虚火者不宜食用；患有急慢性皮肤病，以及对水产类腹泻便溏等病症者不宜多食；多服久服，易引起便秘和消化不良，易出血者禁服。

滋阴养血补肾三部曲

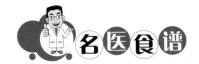 **名医食谱**

烤鲜牡蛎

原料 鲜牡蛎300克，葱丝、姜丝、料酒、盐、胡椒粉各适量，锡箔纸2张。

制作 ❶ 先将鲜牡蛎用清水洗掉黏液，沥干水分；

❷ 锡箔纸折叠成长方形盒，放入牡蛎；

❸ 放入料酒、盐、胡椒粉，撒上葱丝、姜丝；

❹ 移入烧烤炉烤架上，用小火烤10分钟，待牡蛎熟即可取出食用。

功效 益阴潜阳，软坚散结。

牡蛎豆腐

原料 牡蛎300克，内酯豆腐一盒，郫县豆瓣酱一小勺，高汤、蒜、淀粉、小葱、盐、鸡精各适量。

制作 ❶ 将葱、蒜、牡蛎洗净；葱切成末，蒜捣成泥；豆腐用清水冲洗，切成块；

❷ 锅内放少许油，把蒜泥煸炒出香味；

❸ 放一勺豆瓣酱，稍微翻炒一会儿；

❹ 放入熬好的高汤，把豆腐放入汤里；

❺ 水开后，转小火，放入牡蛎炖2分钟，接着用淀粉勾芡倒入锅里；

❻ 放入盐和鸡精调味，最后撒上一些葱末即可。

功效 益气和胃，润燥生津。

第三篇 补肾固本篇

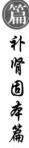

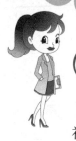

羊肉：火热的补肾食品

羊肉营养丰富，属于中药食材，常吃羊肉可以补血助阳、益气补虚、促进血液循环。羊肉属于热量肉食，可以让体寒的人变得身体暖和，但是有发热、牙痛、口舌生疮等上火症状的人不宜食用。

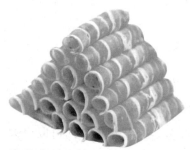

羊分为山羊和绵羊，二者虽然都是羊，但是平时的生活特性有很大的不同，因此肉质也有所不同。从口感上说，绵羊肉优于山羊肉，因为相比之下，绵羊肉的膻味没有那么重，且脂肪含量更高，吃起来更加细腻可口。但是从营养成分来说，山羊肉并不逊色绵羊肉。绵羊肉肌肉呈暗红色，肉纤维细而软肌肉间夹有白色脂肪，脂肪较硬且脆。山羊肉肉色淡，有膻味。

【性味归经】性热，味甘。归胃、脾、肾经。

【功效主治】羊肉具有补肾壮阳、补中益气、安心止惊、温补脾胃、强筋健骨之功效。适宜慢性肺病，如咳喘、肺结核、肺气肿等患者，胃寒反胃、院腹冷痛者，贫血、气血两虚者，肾阳不足、腰膝酸软者，产后气虚亏虚、乳少者食用。

【用量用法】不限。

【临床配伍】羊肉配海参炖汤，用于虚劳体弱者；羊肉配当归、生姜，用于气血两虚者；羊肉配豆腐食用，可以补充多种微量元素，且豆腐中的石膏有清热泻火的作用，可以制约羊肉的温热之性；羊肉配枸杞，用于头晕眼花、性欲减退；羊肉配茴香，具有温补脾胃、散寒止痛的效果。

【现代药理学】羊肉有一股腥膻味，这导致许多人对羊肉敬而远之，这是因为羊肉中含有一种名为4-甲基辛酸的脂肪酸，这种脂肪酸挥发后便会产生膻味。羊肉汤中铁、磷等物质含量非常高，适于各类贫血者服用。妇女、老人气血不足、身体瘦弱、病后体虚等，可以多吃羊肉汤，滋养气血、补元阳、益气、疗虚安神、健脾胃、健体魄。

【禁忌】作为温热类食物的代表，羊肉在食用过程中需要注意不能同时吃醋，二者同食会影响胃肠道功能，可能出现腹泻等症状；羊肉不可与半夏、菖蒲同食，否则易使人壅气发病；羊肉不宜与南瓜同吃，二者同食可能发生黄疸和脚气病；吃羊肉时不宜饮茶，否则容易引发便秘；发热、牙痛、口舌生疮等上火者，肝病、急性肠炎等感染性疾病者，高血压患者，平素阳气偏旺、肝火上炎者不宜食用；春、夏阳气偏盛之季不宜食用羊肉。

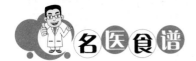

名医食谱

胡萝卜炖羊肉

原料。胡萝卜块 300 克，羊肉 200 克，植物油、料酒、葱、姜、蒜、白糖、盐、香油各适量。

制作 ❶ 羊肉洗净，切成块，放入沸水中焯烫几分钟；

❷ 捞出羊肉，用清水冲洗净浮沫，然后沥水；

❸ 锅内倒油烧热，放羊肉块炒至变白；

❹ 倒入胡萝卜块，加入料酒、葱、姜、蒜末、白糖、盐，以及适量清水；

❺ 大火煮沸后改小火煮约 1 小时，至羊肉熟透，淋上香油。

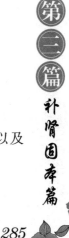

第三篇 补肾固本篇

功效 暖中散寒，下气补中。

孜然羊肉

原料 羊肉 200 克，洋葱半个，大葱 1 根，油、盐、白酒、酱油、料酒、孜然各适量。

制作 ① 炒锅小火加热，干炒孜然，翻炒至孜然散发香味，然后将孜然碾碎，其中一部分碾成粉末状；

② 羊肉切成薄片，洋葱切丝，大葱切大段；

③ 羊肉里放入少许孜然碎、酱油、料酒抓匀，再加入少许油搅拌均匀，腌制 15 分钟；

④ 锅里倒油，油锅烧七成热，倒入腌制好的羊肉，划散，炒至七分熟，铲出备用；

⑤ 倒入洋葱和大葱段翻炒至软，倒入羊肉，加入孜然粉、盐，快速翻炒均即可。

功效 祛风散寒，强筋健骨。